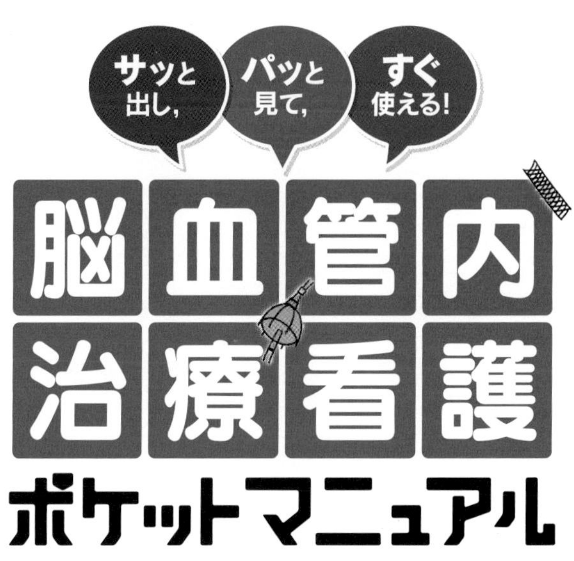

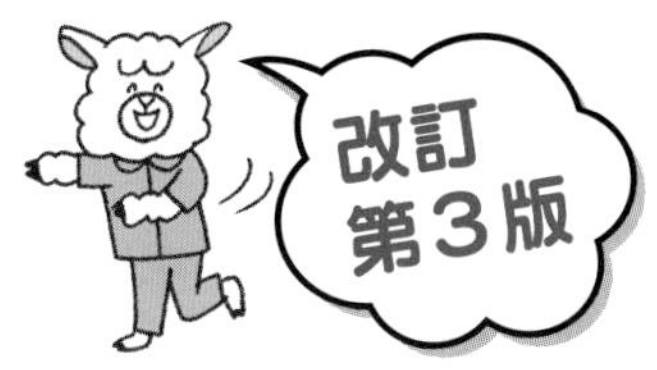

編集

片岡丈人　北海道大野記念病院　統括診療部長　兼
脳血管内治療センター長

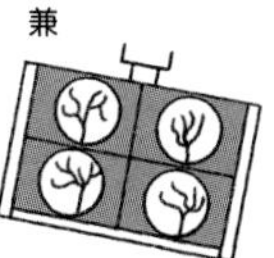

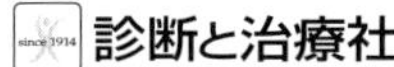

改訂第3版の序文

初版から10年近い歳月が過ぎ，脳血管内治療は大きな進歩を遂げました．血栓回収療法によって脳血管内治療の裾野が広がり，脳血管内治療そのものが標準的治療として認識されるようになりました．これは，脳血管内治療の有益性を直接経験することによって，多くの医療従事者に支持された結果だと思います．

課題はまだあるものの，フローダイバーターによって動脈瘤が完全治癒することが示され，動脈瘤治療の最終目標が脳血管内治療で達成できることが証明されたことも，長年脳動脈瘤治療に携わってきた者にとって感慨深いものがあります．今後も多くの革新的なデバイスが登場し，脳血管内治療は発展していくと思います．

今回の改訂では，脳血管内治療に関連する疾患，治療の詳細に関する記載を増やしました．看護師さんのみならず，研修医を含めた多くの医療関係者のお役に役に立てるものができたと思っています．巻末には増加するデバイスを系統立ててまとめる意味も含め，スペック表を収載しました．デバイスの理解と選択の一助になればと思います．

改訂に伴い，ご尽力いただいた診断と治療社の皆様，脳血管内治療に携わってくださっているスタッフの皆様，初版，第2版執筆にあたってご協力いただいた皆様，資料提供と作成に協力をいただいた各メーカーの皆様に心より感謝いたします．

2022年9月

北海道大野記念病院　統括診療部長　兼　脳血管内治療センター長

片岡丈人

改訂第２版の序文

脳血管内治療の進歩はめざましく，本書初版から２年の間にも，次々に新しい機器が登場しました．Solitaire FR, Trevo ProVue といった新たな血栓回収機器が承認され，一躍急性期脳塞栓治療の主役の一つとなりました．Penumbra のように改良を重ね，新たなテクニックの考案で存在感を維持している機器もあります．血栓回収機器を使用することは常識となりましたし，その有効性も科学的に証明されつつあります．また，Wingspan の登場によって，頭蓋内狭窄性病変に対する血管内治療も，一気に表舞台に登場しました．Embosphere が本邦初の頭頚部に使用可能な粒子塞栓物質として承認されたことも非常に大きな進歩といえます．Pipeline といった脳動脈瘤治療用 Flow Diverter の承認も今後大きな変化を起こすことは間違いないでしょう．コイルも各社改良を続けておりその効果は明白です．動脈瘤塞栓術支援用バルーンも，Scepter, TransForm が登場し，マイクロカテーテルも各社改良が続いています．最近の特徴は，新しく承認，改良された機器が優れていれば，あっという間に標準的な治療に取って代わることで，機器の進歩が患者さんの利益に直結していることでしょう．

しかし，いくら機器が進歩しても変わらないことがあります．それは，使用するのはわれわれ医療者であり，適切な症例に適切な方法で使用し，安全に治療を実施することが絶対条件ということです．いくら最新の医療機器であっても，様々な危険性をはらんでおり，個々の患者さんにとって本当に有益であるかどうかは，紙一重かもしれません．そのためには，治療に関係するチームの全員が知識を共有することが必要です．「脳血管内治療看護ポケットマニュアル」が，脳血管内治療に関係する看護師，診療放射線技師，臨床検査技師，血管内治療を志す研修医の方々に少しでもお役に立てればと思っています．

今回，このような機器の進歩をふまえて，改訂第２版を出版いたしました．ご尽力いただいた診断と治療社の皆様，苦楽を共にしてきた「中村記念病院　脳血管内治療チーム」の皆様にあらためて感謝いたします．

2015年４月

札幌西孝仁会クリニック　脳神経外科部長　**片岡丈人**

初版の序文

わが国ではじめて，電気離脱式の脳動脈瘤塞栓術用コイルであるGDCが保険収載されたのは，1997年のことです．16年の歳月が過ぎ，コイル塞栓術は今では一般の患者さんにも知られる標準的な治療となりました．その後，2008年に頸動脈用ステントが保険収載され，またたく間に頸動脈狭窄症に対する治療の主役の一つになりました．2010年には，頭蓋内血栓回収用機器が登場したことで急性期脳梗塞に対しても積極的に脳血管内治療が行われるようになり，脳卒中急性期治療に大きな変化がもたらされました．急速に発展し続ける脳血管内治療を円滑に進めていくためには，医師，看護師，放射線技師のチームワークや，共通意識が重要で，特に緊急度が高い治療ほどこれらの影響は顕著になります．しかし，個々の看護師さんがデバイスに接する機会は限られています．このため，当院救急放射線看護部では，経験を共有する目的で詳しいマニュアルが制作され，活用されてきました．

昨年，私のパートナーである元看護師が，20年ぶりに復職することになりました．しかも，北海道でも有数の手術件数を誇る心臓血管外科でした．すでに知識が希薄になっていた彼女につき合い有名書店の看護書コーナーを訪れた私は，循環器領域のポケットマニュアルの数の多さに驚き，脳血管内治療に関するポケットマニュアルが存在しないことに二度驚きました．そこで，高橋美香教育担当師長と協力し，看護師さんがポケットに入れて，必要なときに取り出して使えるポケットマニュアルを作ることになりました．

看護師さんには，必要なときにサッとポケットから取り出し，パッと調べて日常の脳血管内治療に役立てていただけると幸いです．これまでマニュアル作成に携わった歴代の看護師さん，脳血管内治療センターの医師，御尽力いただいた出版社の方々に感謝いたします．

2013年5月

中村記念病院　脳血管内治療センター長　**片岡丈人**

執筆者一覧

編集

片岡　丈人　北海道大野記念病院　統括診療部長　兼
脳血管内治療センター長

執筆（50音順）

遠藤　英樹　中村記念病院　脳神経外科　副部長

片岡　丈人　北海道大野記念病院　統括診療部長　兼
脳血管内治療センター長

川内　俊　株式会社竹山　脳神経外科専門

高平　一樹　北海道大野記念病院　脳神経外科　医長

Contents

3　器具と薬剤，検査の基本 ～基本事項をマスターしよう！～

4 脳・脊髄血管造影検査 ～造影検査ってどんな検査？～

5 脳動脈瘤の治療 ～デバイスの特徴を理解しよう～

6　頸部頸動脈狭窄症の治療
～ステント・プロテクションの種類と組み合わせを覚えよう～

9　血管内治療に関連する試験　～BOTとCSSってどんな試験？～

10　治療前準備　～まずは準備を完璧に！～

11　治療後の管理・ケア　～最後まで気を抜かずに！～

付　録

ここは押さえよう！

キャラクター紹介

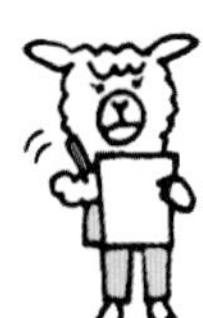

●ヒツジちゃん

脳神経外科配属になった新米ナース．もちろん，脳血管内治療もはじめて．
やる気はあるが忘れっぽく，治療機器の多さに戦々恐々している．

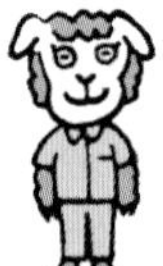

●シープさん

脳神経外科勤務歴 10 年以上のベテランナース．
今回，新米ナース・ヒツジちゃんの指導役となる．
仕事は完璧，できるナースだが，後輩にはついつい口を出しすぎてしまう．

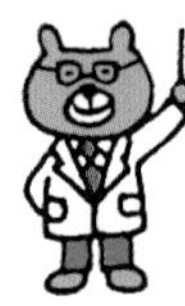

●クマ先生

やさしく穏やか，手術の腕は一流の頼りになる医師．
折々でヒツジちゃんによきアドバイスを送る．

1　血管解剖

～まずは血管の説明から～

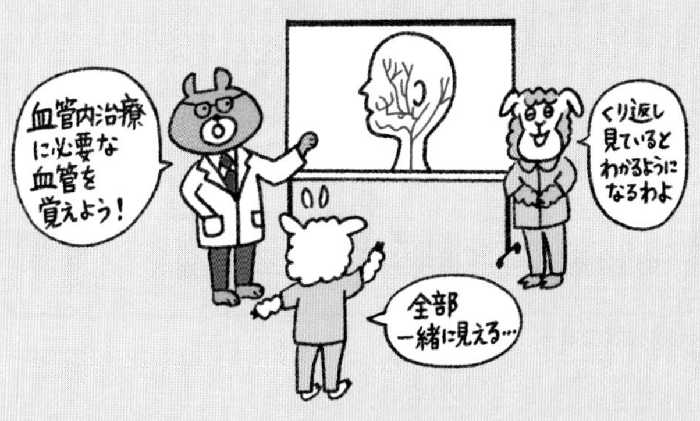

① 穿刺部血管

a）大腿動脈（femoral artery）

①大腿動脈穿刺は，総大腿動脈穿刺が基本である．鼠径靱帯の約 3 cm（2 から 3 横指）下で，大腿動脈の拍動の真上の皮膚に小切開を加える（4Fr シースでは必ずしも必要ではない）．透視で穿刺位置を確認する場合，大腿骨頭下縁を確認し，骨頭を 3 分割した下 1/3 付近で拍動する部位である．触診で適切だと思った部位が中枢側過ぎないか確認する．鼠径靱帯の中枢側を穿刺すると止血が困難になり後腹膜血腫を生じる．

②ガイドワイヤーを大腿動脈外側から内側方向に挿入すると，内側壁に当たったワイヤーが深腸骨回旋動脈に迷入する．ガイドワイヤーは内側方向から外側方向に進める．

③大腿静脈の場合は，動脈の穿刺点と同じかそれより低いレベルに，1 横指内側を穿刺する．

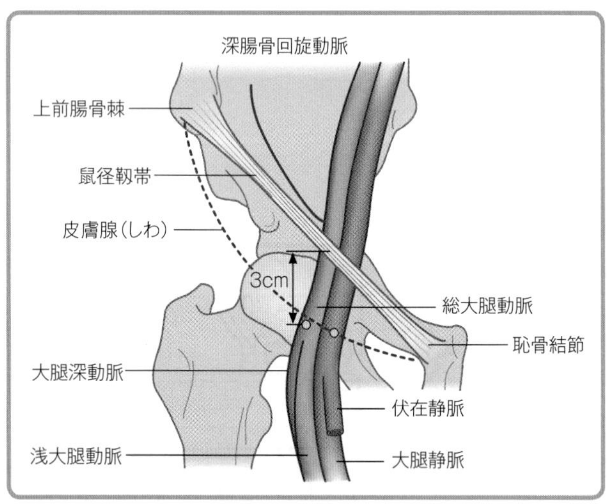

大腿動脈の解剖

b）橈骨動脈（radial artery）

母指側の橈骨遠位端上で，良好な拍動部位を穿刺する．手関節背側に小さな枕状の物を置き，手関節を軽く背屈させる．穿刺前にリドカインを浸潤させる．ガイドワイヤーを愛護的に挿入し，必ず透視下に上腕動脈の腋窩付近までワイヤー先端を進める．

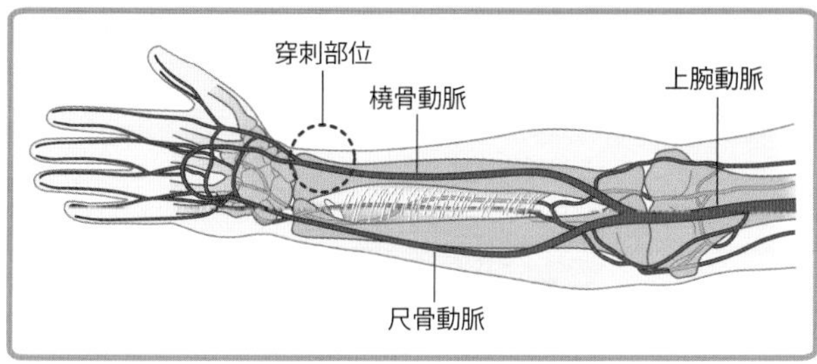

右手を手掌側から見た図

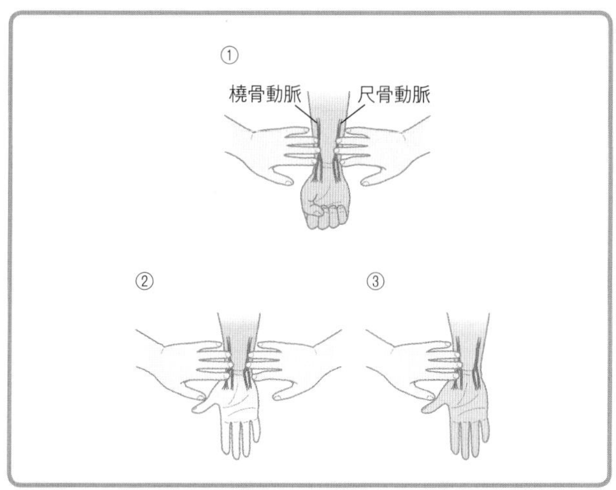

Allen test

①橈骨動脈と尺骨動脈を同時に圧迫する．

②数回，患者に手を握ったり開いたり繰り返させ，手を開かせると，手掌が白色に変化する．

③尺骨動脈を開放する．掌動脈弓が機能していれば，速やかに血流が改善し手掌が赤みを帯びる．

c）橈骨動脈遠位（distal radial artery）

①近年，報告が認められる穿刺部位で，解剖学的嗅ぎタバコ入れ（anatomical snuffbox）とよばれる三角形の窪み．母指を背屈させると長母指伸筋腱，短母指伸筋腱に囲まれた窪みが明瞭になり，この窪みを橈骨動脈が走行している．

②左橈骨動脈経由の場合，軽く肘を曲げて，患者の腹部に手関節を乗せると，操作が容易になる．

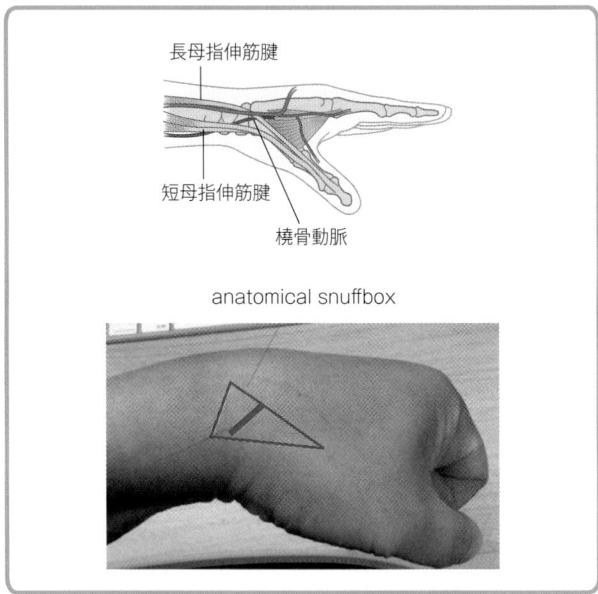

橈骨動脈遠位の解剖

参考文献

1）Ahmad S,et al.：Vascular Access for Neuroendovascular Procedures. Youmans and Winn Neurological Surgery 409:3248-3248 e10.（https://www.clinicalkey.jp/#!/content/book/3-s2.0-B9780323661928004092）（2022年10月5日アクセス）

d）上腕動脈（brachial artery）

①肘関節部で，正中よりも尺骨側で拍動を確認できる.

②良好に触知できる場合が多く，容易な部位と思いがちであるが，血管に可動性があり，穿刺が困難な場合もある.

③注意点は，上腕動脈の尺側を正中神経が走行していることである. 正中神経麻痺の発生頻度は0%という報告もあるが，0.2～1.4%出現する報告もある.

④血腫形成や，皮膚の変色に注意が必要である.

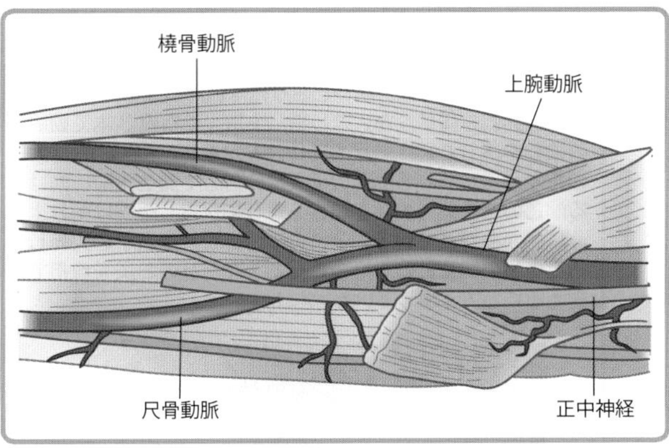

右手肘関節部を手掌側から見た図

MEMO

●血管穿刺のコツはビリヤードと同じ：重要なのは左手の位置，針の持ち方，顔の向き

動脈はしっかりと触れていて，左手でも拍動を感じているのに，なぜかなかなか穿刺できず，穿刺針を変えた経験がないだろうか？　なかなか当たらず困っている様子を見ていると，針の持ち方や，構えがよくない場合が多い．

ビリヤードを想い浮かべてほしい．撞く球と標的とキューが一直線になれば狙いどおりに球は転がっていく．このときに顔の向きが非常に重要である．撞く球と標的に対して顔が真正面を向き，かつ顔の中心が，キューの延長線の真上になければ，狙いどおりには転がらない．

動脈穿刺も同じ．左人差し指，中指，薬指の３本で動脈の拍動を感じたら，右足を前に，左足をやや引いて，３本の指から感じられる動脈の延長線に対して顔を正面に向ける．このとき体も少しかぶさる感じになる．両腕は同じように肘が曲がっていることになる．針を持つ右手も人差し指と中指の間に針の中心を持って，穿刺針のお尻を親指で支える持ち方が適している．

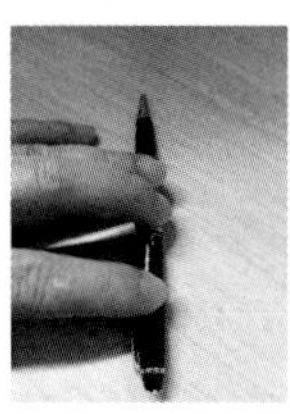

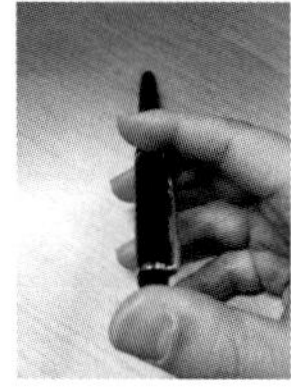

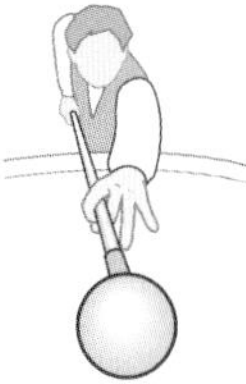

右手の写真で重要なのは，撮影しているカメラの向きと同じように，穿刺する方向に向かって真っ直ぐ顔を向け，ボールペンの親指側の延長線上に鼻があることになる．

大腿動脈の穿刺であれば，ベッドを少し下げて，体や顔をかぶせる感じになる．

一度，試してみてはいかがだろうか．

② 大動脈弓部

(1) 腕頭動脈の分岐位置による分類

Type-I：innominate artery（腕頭動脈）分岐部は，アーチの外周と同じ水平面上に位置する.

Type-II：腕頭動脈の分岐部は，大動脈弓の外周と内周の水平面の間に位置する.

Type-III：腕頭動脈の分岐部は，アーチの内周の水平面より下に位置する.

Type-I，II，III の順で，カテーテル留置の難易度が上昇する.

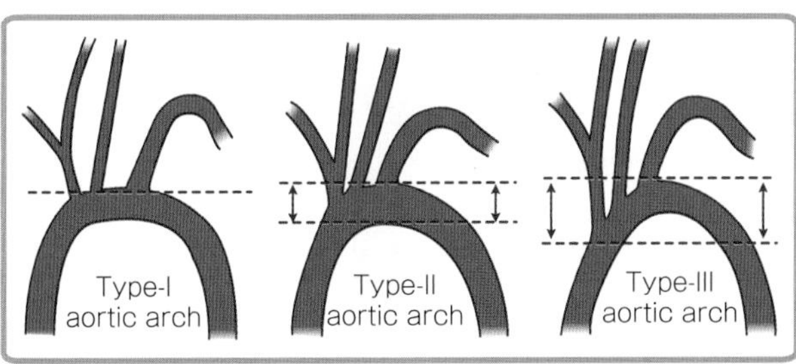

腕頭動脈の分岐位置による分類

(2) bovine aortic arch

A：一般的なタイプ，大動脈弓近位で，腕頭動脈と左総頚動脈が共通の起始部となっている.

B：左総頚動脈が腕頭動脈から分岐する.

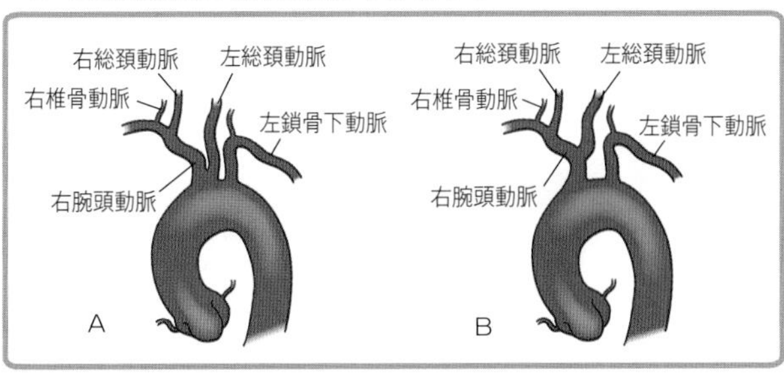

bovine aortic arch

③ 内頸動脈系

a）頸部頸動脈

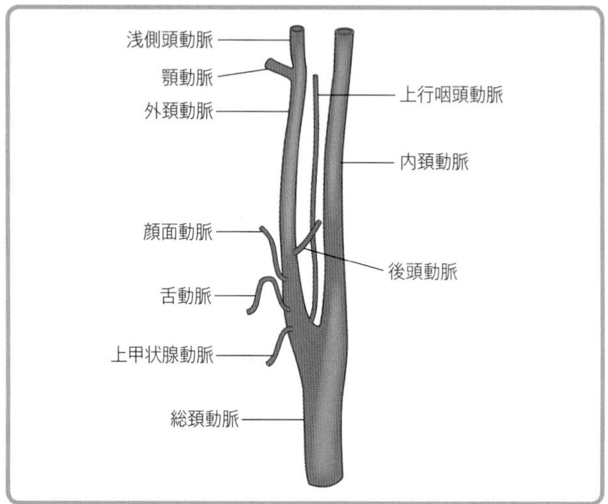

頸部内頸動脈側面像

b）頭蓋内内頸動脈（Fischer 分類）

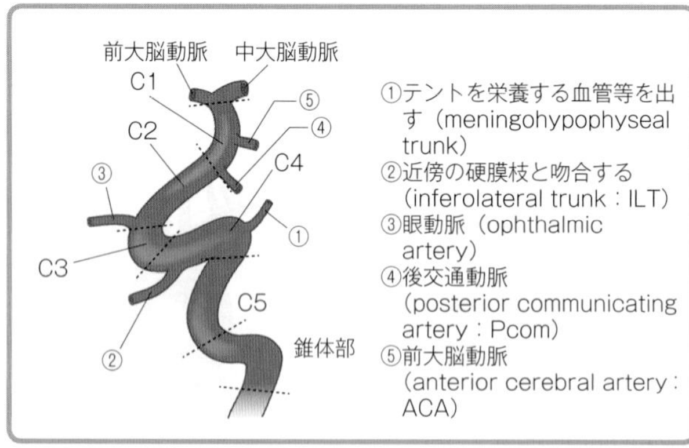

頭蓋内内頸動脈側面像

心臓側から頭蓋内へ向かって記載.

頸部頸動脈	第 4 頸椎の高さで総頸動脈が外頸動脈と内頸動脈に分かれ，背外側に向かう
錐体部	頭蓋底で頸動脈管に入り，錐体骨内を進む
C5	前海綿静脈洞部，破裂孔から海綿静脈洞まで
C4	海綿静脈洞部
硬膜枝	C4/C5 境界部から，小脳テント，斜台，下垂体に分布する meningohypophyseal trunk や，海綿静脈洞中間部から外側に向かう枝（ILT）が分岐する 硬膜動静脈瘻や髄膜腫で重要な枝となる
C3	内頸動脈サイフォン部の膝部から眼動脈分岐部まで，この後硬膜内に入る
C2	眼動脈分岐部から後交通動脈分岐部まで C2，C1 を床上部ともよぶ
C1	後交通動脈分岐部から前大脳動脈分岐部まで

MEMO

● paraclinoid aneurysm

①傍前床突起部動脈瘤.

② C2，C3 を合わせた部位で，海綿静脈洞よりも遠位で後交通動脈分岐部までにできた動脈瘤.

③脳血管内治療の適応になることが多い.

④眼動脈，上下垂体動脈などの血管分岐部に動脈瘤が形成される.

c）前大脳動脈（anterior cerebral artery：ACA）

A1	正面像で内側に向かう水平部．左右の A1 の太さには個人差がある．一側 A1 がほとんど発達しない人では，対側から両側前大脳動脈が描出される
前交通動脈（Acom）	左右の前大脳動脈（A1-A1）をつなぐ血管 痕跡的であったり，重複（duplication），開窓（fenestration）など多様である
A2	正面像は正中部で A1 から直角に曲がり上方に向かう 側面像は上方にやや凸を描きながら前方に向かう
A3	側面像で，脳梁膝部に沿い前方から後方に向きを変える
A4	側面像で脳梁体部の上を後方に向かって走行する

d）中大脳動脈（middle cerebral artery：MCA）

M1 水平部	内頚動脈から連続し A1 が分岐した後，外側に向かう．外側線条体動脈が分岐する
M2 島部	正面像にて，M1 の終わりで 90° 上方に曲がり島に沿って走行する．2 本か 3 本に分岐する
M3 弁蓋部	正面像では，島上縁で外側に向かい，シルビウス裂から脳表に出るまで
M4 皮質部	シルビウス裂を出た後，大脳半球外側の脳皮質に分布する

e）後大脳動脈（posterior cerebral artery：PCA）

成人型(adult type)	脳底動脈（BA）支配の後大脳動脈 脳底動脈→ P1 → P2 → P3
胎児型(fetal type)	内頸動脈支配の後交通動脈（Pcom） 内頸動脈→後交通動脈→ P2 → P3
P1	脳底動脈から分岐し，後交通動脈までの短い区間 視床穿通動脈が分岐する
P2	後交通動脈から，迂回槽を走行する部分
P3	四丘体槽内を走行する

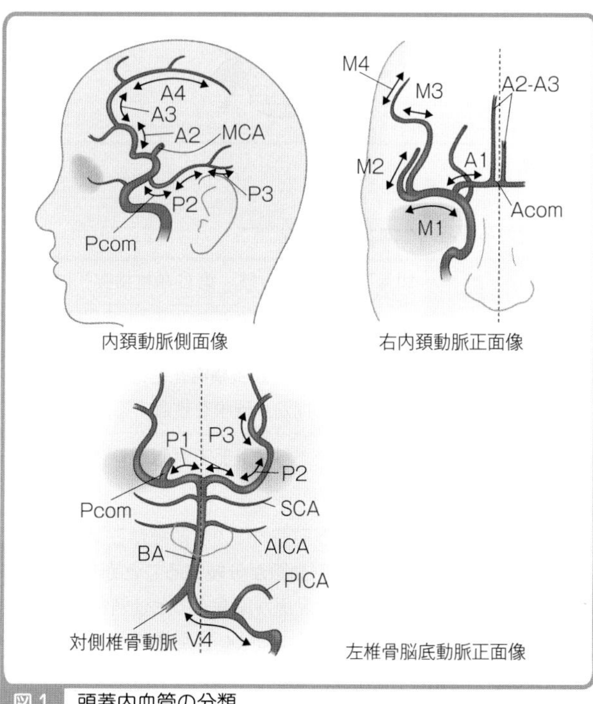

図1　頭蓋内血管の分類

参考文献

1）宮坂和男：脳・脊髄血管造影マニュアル．南江堂，1997.

④ 椎骨脳底動脈（V-B）系

a）椎骨動脈（vertebral artery：VA）

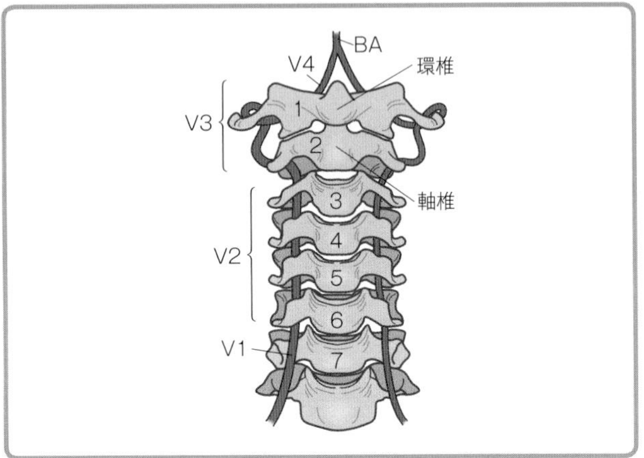

椎骨動脈

心臓側から頭蓋内へ向かって記載.

V1	鎖骨下動脈から分岐，第 6 頚椎横突孔に入る
V2	横突孔を上行し，第 2 頚椎横突孔に入るまで
V3	第 2 頚椎，第 1 頚椎横突孔を通り，後頭骨と第 1 頚椎の間から硬膜を貫通するまで
V4	硬膜貫通後，斜台下部で対側椎骨動脈と合流するまで
後下小脳動脈（PICA）（頭蓋内血管の分類：▶ p.11 の図 1 参照）	椎骨動脈が頭蓋内に入る前後から V4 の区間で後下小脳動脈が分岐することが多く，V4 や後下小脳動脈が閉塞すると延髄背外側に梗塞が出現し Wallenberg 症候群を起こす

b）脳底動脈（basilar artery：BA）

頭蓋内血管の分類：▶p.11 の図 1 参照.

心臓側から頭蓋内へ向かって分岐する順に記載.

AICA-PICA	後下小脳動脈が存在しない場合，前下小脳動脈が後下小脳動脈領域も担当
前下小脳動脈（AICA）	脳底動脈中間部から分岐し左右 1 対存在する．小脳脚を栄養，内耳道にも分枝する
上小脳動脈（SCA）	脳底動脈先端に近い，P1 直下から分岐する．小脳上面を栄養，左右 1 対存在するが，時に 2 対
P1	3　内頚動脈系：e）後大脳動脈（PCA）▶p.11 参照

参考文献

1）宮坂和男：脳・脊髄血管造影マニュアル．南江堂，1997.

MEMO

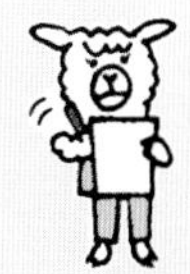

⑤ 外頸動脈（external cerebral artery：ECA）

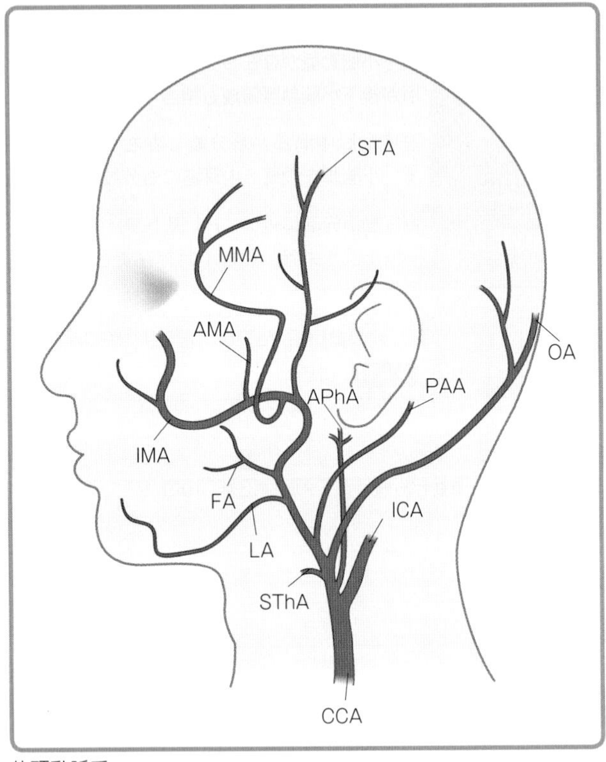

外頸動脈系

側面像で後方から順に前方に向かって記載.

上行咽頭動脈（APhA）	頭蓋底部病変の流入血管．頚静脈孔，破裂孔，舌下神経管を通過するため，内頚動脈と吻合し脳神経も栄養しており，液体塞栓物質の使用は慎重を要する．外頚動脈分岐部近くの後壁から起始することが多い
後頭動脈（OA）	後頭部の皮膚，筋肉を栄養．後頭蓋窩病変の主たる流入血管になりうる
後耳介動脈（PAA）	耳介後方を走行．後頭蓋窩病変の流入血管になりうる
浅側頭動脈（STA）	側頭部の頭皮を栄養する．中大脳動脈（MCA）とのバイパス術に使用される
中硬膜動脈（MMA）	硬膜外側を栄養する，硬膜動脈で最大．棘孔を通過して頭蓋内に入る．多くの硬膜疾患に関与する．眼動脈，内頚動脈とも吻合し，脳神経も栄養する
副硬膜動脈（AMA）	疾患がある場合に発達することがある．卵円孔を通過して頭蓋内に入ることが多い
上顎動脈（IMA）	外頚動脈の末梢に位置する．上顎，鼻中隔，眼窩下部などを栄養する．海綿静脈洞部硬膜動静脈瘻では流入血管を分岐する
顔面動脈（FA）	顔面の皮膚，粘膜，筋肉を栄養する
舌動脈（LA）	舌，舌下腺，口腔粘膜を栄養する
上甲状腺動脈（SThA）	外頚動脈の最初の分枝で，外頚動脈の根元から分岐する

参考文献

1）宮坂和男：脳・脊髄血管造影マニュアル．南江堂，1997.

⑥ 脳静脈および静脈洞（cerebral vein，sinus）

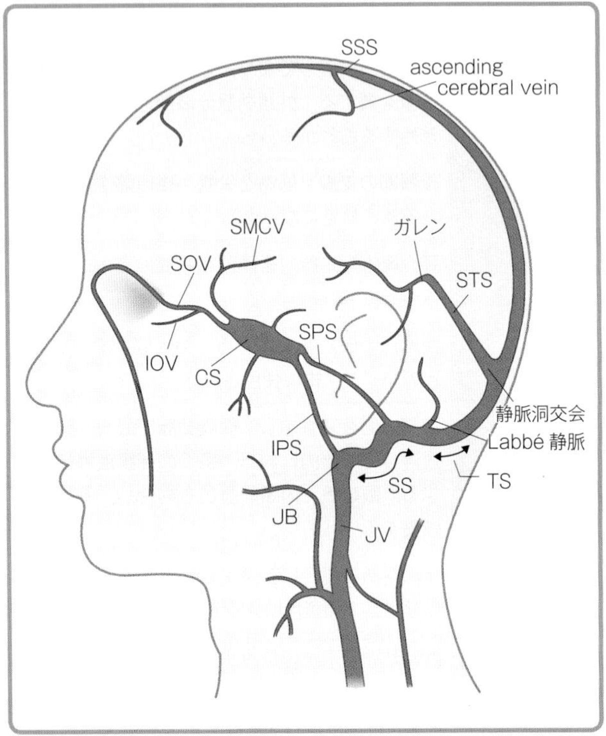

静脈洞

脳静脈の基本構造	脳の静脈は，基本的にはくも膜と脳の間（髄液のある空間）を通って，静脈洞に入る．体の静脈とは異なり弁は存在しない
静脈洞の基本構造	静脈洞の壁は硬膜でできているため，静脈と異なって硬い 硬膜動静脈瘻の病変はこの壁に存在している
上矢状静脈洞（SSS）	頭蓋正中を前額から後頭部に向かう．大脳上部の静脈を集める ascending cerebral vein が流入する
横静脈洞（TS）	後頭部で上矢状静脈洞が左右に分かれて，横静脈洞になる．側頭葉および後頭葉外側面の小静脈を集める Labbé 静脈が還流する
S 字状静脈洞（SS）	横静脈洞から連続し頚静脈球に至るまで．緩やかな S 字を描いている
直静脈洞（STS）	脳室系や，頭蓋底部の静脈を集めたガレン大静脈から連続し，上矢状静脈洞が横静脈洞に変わる位置に合流する．合流点が静脈洞交会（confluence）
頚静脈球（JB）	S 字状静脈洞から連続し，頭蓋外に連続する．頭蓋外では頚静脈（JV）となる
海綿静脈洞（CS）	頭蓋底に位置し，下垂体を囲み内部に内頚動脈が通る左右一対の静脈洞．前方では眼窩内の血液を集めた上眼静脈（SOV），下眼静脈（IOV）が頭蓋外から頭蓋内に向かって流れ込む．外側前方ではシルビウス裂に沿って走行する浅中大脳静脈（SMCV）が蝶形骨頭頂静脈洞（sphenoparietal sinus）を介して流れ込む．出口は頭蓋底部の孔や，上錐体静脈洞（SPS），下錐体静脈洞（IPS）である

参考文献

1）宮坂和男：脳・脊髄血管造影マニュアル．南江堂，1997.

⑦ 脊髄血管

神経根に，根動脈が並走する．脊髄に達しないものは radicular artery，脊髄表面に達するのもは radiculopial artery，spinal artery に達するものは radiculomedullary artery とよばれる．radiculomedullary artery で最大の血管が Adamkiewicz とよばれる．直径は 0.5 ～ 0.8 mm で，脊椎血管造影の AP 投影で，特徴的なヘアピンカーブを認める．

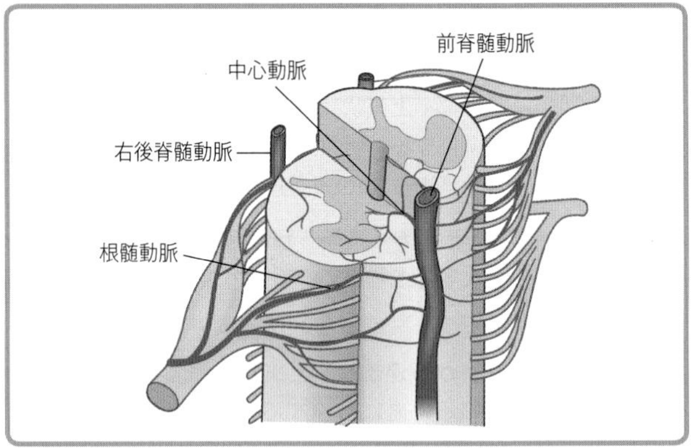

脊髄の血管

2　疾患と治療

～どんな病気があるの？～

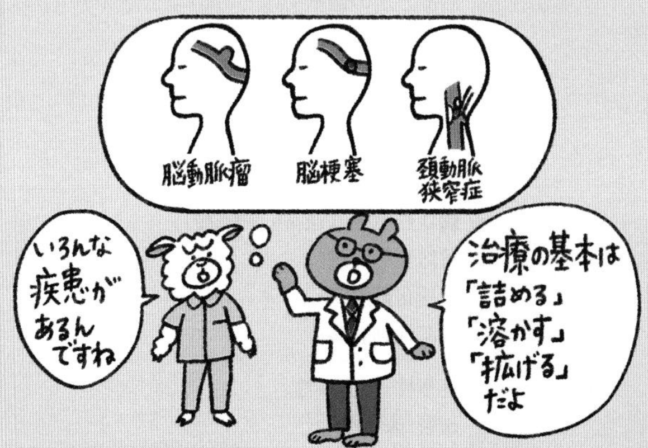

① 脳動脈瘤

a）各部の名称・分類

1 各部の名称

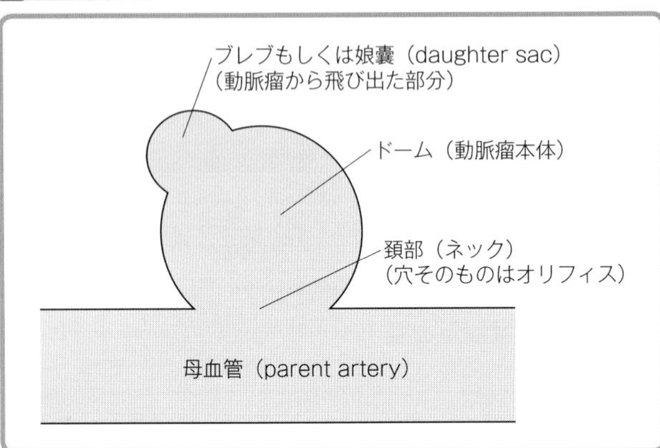

2 分 類

ドームの大きさ	10 mm 未満：小型 25 mm 未満：大型 25 mm 以上：巨大 治療方法の選択では 5 mm 以上か 10 mm 以上かが重要になる
ネックの大きさ	スモールネック：4 mm 未満 ワイドネック　：4 mm 以上 ドーム / ネック比が 2 未満もワイドネック
病理	嚢状動脈瘤（通常の動脈瘤） 解離性動脈瘤 血栓化動脈瘤 細菌性動脈瘤
その他	症候性−無症候性 破裂−未破裂

b）未破裂脳動脈瘤（嚢状動脈瘤）

1 疾患の概要

(1) 原因

動脈瘤の発生は，血行力学的ストレスによる内皮機能障害，炎症，動脈壁の脆弱化（中膜欠損）などの複合的なプロセスによる．喫煙や結合組織障害などの要因も関与している．血管分岐部の血管壁の脆弱箇所が風船状に拡大したもの．

(2) 有病率

一般成人の 4 ～ 6%．

(3) 症状

多くは無症状で MRA 等の検査で偶然発見される．まれに圧迫による動眼神経麻痺，外転神経麻痺，三叉神経痛などで発症する．頭痛の多くは偶然の合併と考えられているが，急速な増大による頭痛や，破裂の前兆と考えられる症例もある．

(4) 破裂率

部位 / 大きさで異なる．大きいほど破裂率が高い．

MEMO

●内頚動脈 - 後交通動脈の年間破裂率（UCAS Japan）
3 ～ 4 mm 0.41%, 5 ～ 6 mm 1.0%, 7 ～ 9 mm 3.19%, 10 ～ 24 mm 6.2%，25 mm 超 126.97%（1 年以内に全例が破裂したため）

(5) 破裂率の高い部位

前交通動脈瘤，後交通動脈瘤，脳底動脈瘤．

(6) 破裂危険因子

不整形，多発性，家族歴，経過観察中の増大，くも膜下出血の既往，喫煙．

破裂率をスコア化する試みもある．

UCAS スコア（▶p.252 参照）と，PHASES スコア（▶p.254 参照）がある．

2 脳血管内治療の概要

単純なコイル塞栓以外の治療法が開発されている.

(1) 瘤内塞栓術

動脈瘤内にコイルを詰め込み，動脈瘤を閉塞させる方法.

▶ p.114

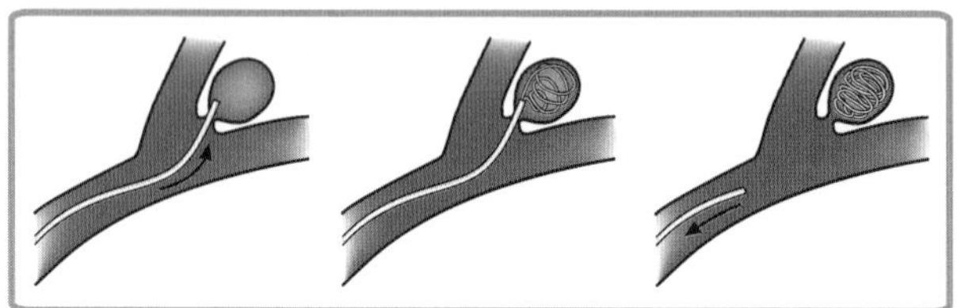

(2) ステント併用瘤内塞栓術

血管内にステントを留置し，ステントによってコイルの逸脱を防ぐ方法.

動脈瘤の頸部をステントで支えることから，ネックブリッジステントともよぶ.

ニューロフォームアトラス（Neuroform Atlas），LVIS，Enterprise VRD が使用されている. ▶ p.114

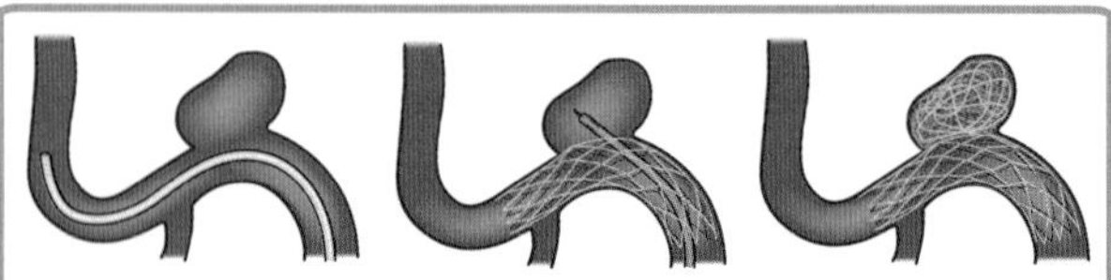

(3) フローダイバーター（Flow diverter：FD）

網目の細かいステントを，血管に留置する方法.

ステントの網目による整流効果によって，コイルを併用しなくても動脈瘤が閉塞する.

閉塞に時間を要する.

硬膜内動脈瘤には，コイルを併用する場合もある.

Pipeline Flex，フレッド（FRED），Surpass Streamline が使用されている. ▶p.314

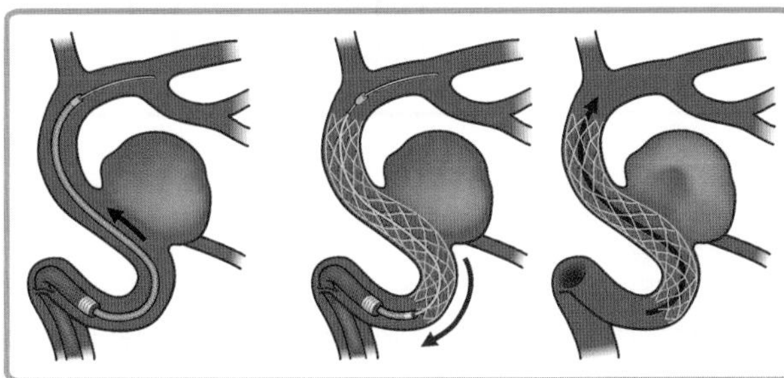

(4) WEB

動脈瘤の形状に一致した，メッシュで作られた円柱状あるいは球状の袋状塞栓塞栓デバイス（WEB）を動脈瘤内に留置する.

コイルに代わる瘤内塞栓物質. ▶p.316

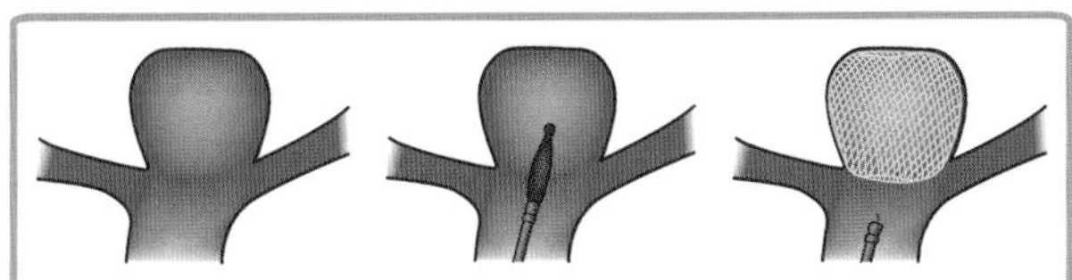

(5) パルスライダー（Pulse rider）

コイル塞栓術用のデバイスで，T字に分岐する血管の動脈瘤に使用.

動脈瘤内からコイルが母血管に逸脱するのを防ぐデバイス

血管内の金属量が少ない. ▶p.318

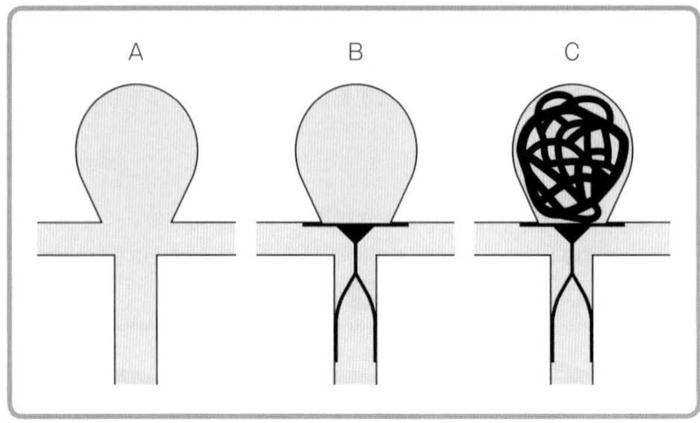

c）破裂脳動脈瘤

1 疾患の概要

（1）くも膜下出血

脳動脈瘤は，くも膜と脳表の間に存在するため，破裂すると血液はくも膜の下に拡散する．

予後は術前の神経学的グレードに依存している．

使用される頻度の高い神経学的グレード．

① WFNS 分類（付録②）▶ p.244

② Hunt and Kosnik 分類（付録②）▶ p.245

③ Hunt and Hess 分類（付録②）▶ p.245

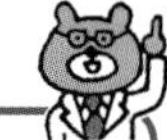

MEMO

● CT によるくも膜下出血の分類

Fisher の CT 分類（付録）

くも膜下血腫の多い部位が，動脈瘤の局在を示唆するが，一致しない場合もあり注意を要する．多発動脈瘤で，他の動脈瘤よりも前交通動脈瘤が小さい場合でも，前交通動脈瘤が出血源の可能性は十分あり，慎重な判断が必要になる．

（2）脳内血腫

脳動脈瘤が一部脳内に埋没している場合などに，脳内血腫を合併する．

（3）水頭症の合併

早期の髄液排除が必要（腰椎穿刺，腰椎ドレナージ，脳室ドレナージ).

(4) 脳血管攣縮の合併

数日前に破裂して, 血管攣縮を合併していることは珍しくない.

(5) 全身状態不良

アドレナリンの過剰分泌による肺水腫, 心筋症, 不整脈. 肺炎.

2 治療の概要（未破裂との違い）

(1) コンセプトの違い

破裂例は再破裂防止が最優先. 確実に再破裂防止が可能と判断した場合に実施する.

未破裂は長期予後が重要.

(2) 多発動脈瘤の場合

血腫の局在などから破裂動脈瘤が推定できる場合は, 破裂動脈瘤のみの治療でよい.

明らかに非破裂動脈と推定できる動脈瘤は, 一期的に治療する必要はない.

破裂動脈瘤が特定できない場合, 可能性のある動脈瘤は一期的に治療する必要がある.

前交通動脈瘤は小さくとも出血源である確率は高く, 残すべきではない.

(3) ヘパリン

破裂動脈瘤であっても, ヘパリンは必ず使用する. 筆者は, 通常よりも遅れて, マイクロカテーテル挿入直前に投与している. 術中破裂のリスクがあり, プロタミンの準備は怠ってはならない.

(4) バルーン

術中破裂に備え, バルーン付きガイディングカテーテルを使用したり, 血管内手術用マイクロカテーテル〔Scepter C（テルモ）など〕を積極的に併用, あるいは準備する.

(5) 脳血管攣縮の治療

発症から数日経過し, 脳血管攣縮を合併している場合がある. 経皮経管血管形成術（PTA）, ファスジル塩酸塩（エリル®）動注を行う.

(6) ステント

抗血小板薬 2 剤併用は必須. 胃管を挿入し, 薬剤のローディングを行う. 著者は, クロピドグレル 300 mg, アスピリン

300 mg を投与する．抗血小板薬によって出血リスクは高まるため，完全な塞栓が求められるし，術後の厳重な血圧管理が必要になる．ローディングを行っても，血栓性合併症のリスクは高いことも留意すべきである．

d）解離性動脈瘤

1 疾患の概要

（1）病態

強靱な組織である内弾性板が破断し，中膜と外膜の間に裂けめが広がって生じる．

（2）発症様式

①くも膜下出血．

②脳梗塞．

③頭痛のみ．

④①～③の合併．

（3）出血例の特徴

①早期の再破裂率が高く緊急治療が必要．

②椎骨動脈では脳幹近傍のため時に重篤．

肺水腫を合併しショック状態．自律神経症状：多量の発汗．

神経症状が劇的に改善する症例もある．

（4）好発部位

①椎骨動脈が最多．

②内頚動脈（いわゆるチマメ型）．

③後下小脳動脈や前大脳動脈，中大脳動脈などにも生じる．

（5）血管解離のパターン（図 1）

①紡錘型

②パールアンドストリング型

③壁不整型

④狭窄型

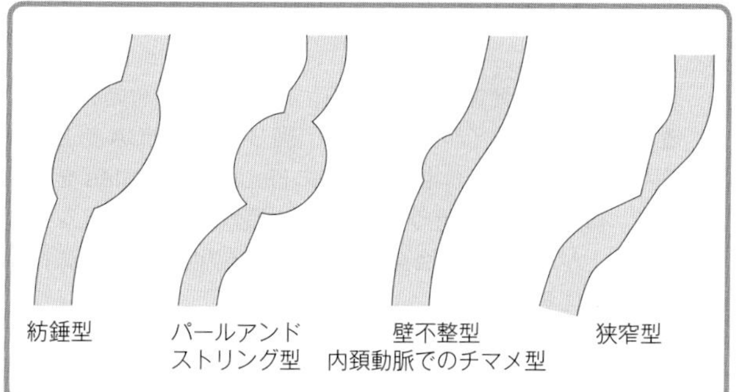

図1 血管解離のパターン

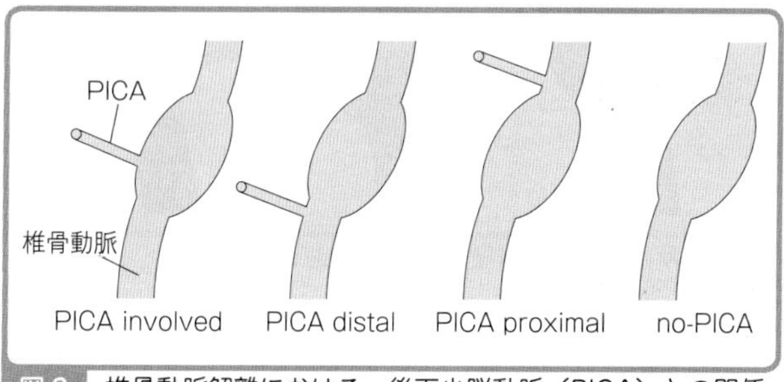

図2 椎骨動脈解離における，後下小脳動脈（PICA）との関係

2 治療の概要

1）解離性椎骨動脈瘤

（1）椎骨動脈閉塞

対側椎骨動脈が十分太く，脳底動脈への血流がカバーされると推測される場合，母血管閉塞を行う．PICA の分岐位置が閉塞方法を決めるうえで重要（図 2）．PICS distal，PICA proximal，no-PICA の場合，膨隆部にコイルを挿入し母血管を閉塞し，PICA を温存する（図 3-①）．PICA involved の場合，後頭動脈と PICA の吻合術を行って，母血管閉塞を行ったり，PICA の灌流域が狭ければ，PICA を含めて母血管閉塞を行う場合もある．

前脊髄動脈の分岐位置の確認が重要で，分岐部にはコイルは留置してはならない.

(2) ステント併用

対側椎骨動脈の発達が不良の場合，ステントを椎骨動脈内に留置し，膨隆部にコイルを挿入する（図 3-②）．PICA を温存するために，PICA から椎骨動脈内に Neuroform Atlas を留置して，母血管閉塞を行う場合もある（図 3-③）．ステントの性能が上がっており，血管を温存優先する治療が積極的に行われる傾向にある.

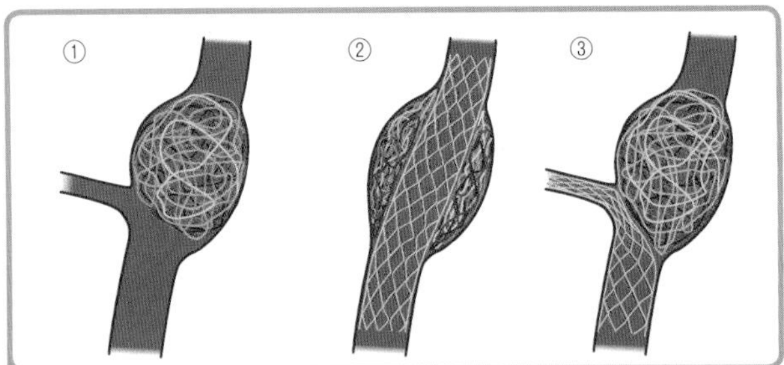

図 3 解離性椎骨動脈瘤に対する塞栓方法

2) 内頚動脈チマメ動脈瘤

解離部位は前脈絡叢動脈，後交通動脈分岐部に近く，近年はステントを併用したコイル塞栓術が選択される.

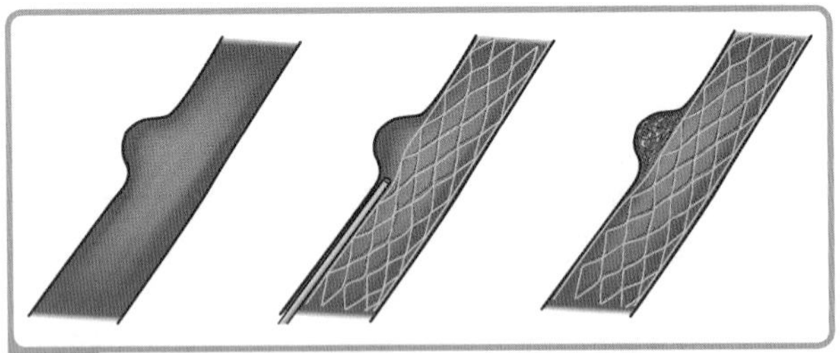

図 4 チマメ動脈瘤に対するステント併用塞栓術

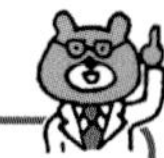

MEMO

● Wallenberg 症候群：延髄背外側の梗塞
椎骨動脈の穿通枝が閉塞して生ずる（解離が原因でも生じるし，治療後の合併症としても生じる）.
延髄梗塞が腹側に及ぶと麻痺が出現.
めまい，嚥下障害，嗄声，同側顔面の温痛覚障害，眼瞼下垂，縮瞳，対側半身の温痛覚障害.
声帯の麻痺や嚥下障害が高度の場合，気管切開が必要になる場合がある.

e）血栓化動脈瘤（部分血栓化動脈瘤）

1 疾患の概要

（1）原因

血栓化動脈瘤は，大型嚢状動脈瘤の中に血栓が形成された単純な構造ではない．部分血栓化動脈瘤は，血流のある狭い管腔の周りにオニオンスキンの形で，多様な時期の血栓が形成されている．血管壁内部での vasa vasorum（血管を栄養する血管）からの出血や解離によって形成される．サイズに関係なく，動脈瘤は通常，成長し続けることになる.

（2）画像診断

脳血管造影で描出されている動脈瘤の大きさと，MRI で確認できる実際の大きさに差がある. 動脈瘤内に血栓が認められる. 造影 MRI では，動脈瘤壁の造影が確認できる.

（3）症状

動脈瘤の圧迫症状で発症することが多く，進行性の症状悪化を認める．くも膜下出血での発症は稀である．予後不良な動脈瘤.

（4）giant serpentine or fusiform aneurysm

血栓化動脈瘤の形態的なサブタイプ．血栓化動脈瘤が血管分岐部や血管の terminal（図 1-①）ではなく，本幹部に形成されたもの．脳底動脈本幹や椎骨動脈に形成されると紡錘状（fusiform）（図 1-②）となる．動脈瘤先端は正常血管に移行する．中大脳動脈に形成された場合に，動脈瘤内腔が屈曲蛇行し，正常血管に移行する場合がある．屈曲蛇行が強いと serpentine（図 1-③）とよばれる.

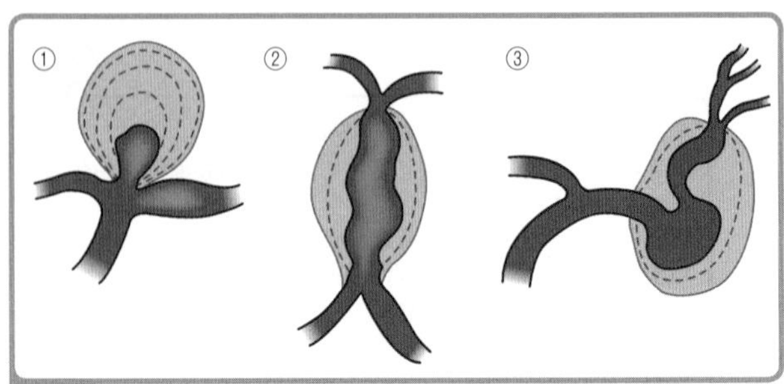

図1 血栓化動脈瘤の分類

2 治療の概要

(1) 最も治療が困難な動脈瘤.

外科治療が可能であれば外科治療を選択する.

脳血管内治療でコントロールできた症例報告もあるが，画一的な選択肢はなく，個々の症例に応じて判断する.

(2) 母血管閉塞

動脈瘤への流入血管を動脈瘤も含めて全て閉塞できれば，動脈瘤の増大を止められる可能性がある．しかし，血管構造上実施不可能な場合や，バイパスとの併用が必要になる場合がある.

(3) ステント併用塞栓

過去にはメッシュ型ステント（LVIS）を複数重ねて併用する試みや，最近は，フローダイバーターを併用して治療する方法も試みられているが，確立されていない.

(4) 瘤内塞栓

terminal に存在する場合など，血管造影所見では瘤内塞栓可能な形状が認められる．このため，コイルによる瘤内塞栓が実施される場合がある，直後の結果は一見良好である．しかし，瘤内塞栓術を施行すると，数か月後，コイルが血栓内に埋没して再開通し，動脈瘤そのものも増大するという悪循環に陥る可能性がある.

f）細菌性脳動脈瘤

1 疾患の概要

（1）原因

感染性心内膜炎（IE）からの塞栓後の血管再開通によって脆弱化した血管壁に動脈瘤が形成される.

（2）感染性心内膜炎の中枢神経合併症

IE の 1 割に中枢神経合併症. 2/3 は脳梗塞, 1/3 は脳出血, その他脳膿瘍.

2 疾患の治療

大きな脳内血腫を伴う場合	開頭術＋抗菌薬
破裂脳動脈瘤	瘤内塞栓が可能であればコイル塞栓を行う 母血管を含めた塞栓となる可能性が高い ヒストアクリル単独あるいは併用を行う場合もある ＋抗菌薬
大型未破裂脳動脈瘤	コイル塞栓術 瘤内塞栓＋（母血管閉塞）＋抗菌薬
小型未破裂脳動脈瘤	経過観察＋抗菌薬

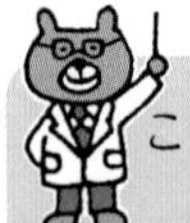

ここは押さえよう！　破裂脳動脈瘤で頻度が高い部位の順位

① 中大脳動脈(MCA)：M1 が２本ないし３本の M2 に分岐する部位.
② 前交通動脈（Acom）：A1 が Acom と A2 に分岐する部位.
③ 後交通動脈(Pcom)：内頚動脈(ICA)から Pcom が分岐する部位.
④ 前大脳動脈（ACA）末梢：A2-A3 移行部.
⑤ 脳底動脈（BA）：先端部や上小脳動脈（SCA）分岐部.
⑥ 椎骨動脈（VA）：後下小脳動脈（PICA）分岐部.
⑦ Pcom 以外の ICA.
⑧ 後大脳動脈（PCA）末梢.
⑨ 前下小脳動脈（AICA）.

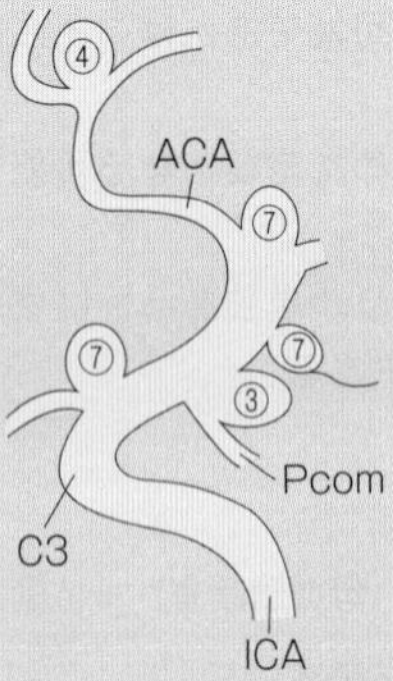

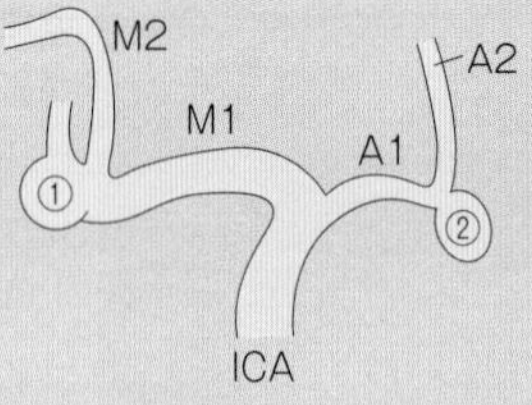

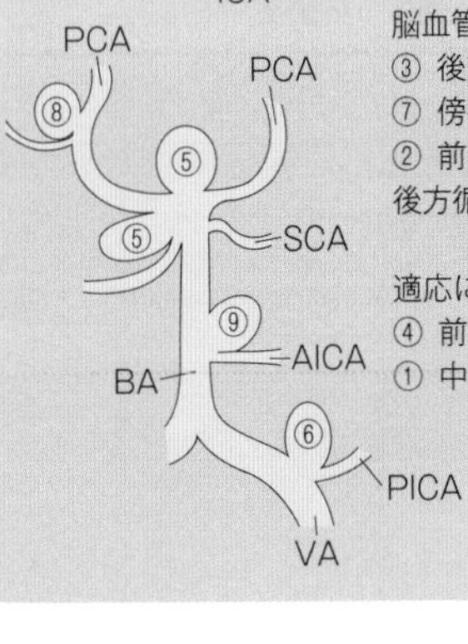

脳血管内治療の適応になりやすい部位
③ 後交通動脈瘤
⑦ 傍突起部内頚動脈瘤
② 前交通動脈瘤
後方循環⑤⑥⑧⑨

適応になりにくい部位
④ 前大脳動脈末梢
① 中大脳動脈瘤

末梢血管にもステント留置が可能になり適応は徐々に拡大している

② 虚血性疾患

a）脳梗塞

1 臨床病型分類

1）心原性脳塞栓

左心耳，左心房，左心室の心内血栓が剝がれて，血流で運ばれ脳梗塞を生じる．

基礎疾患；心房細動，急性心筋梗塞，拡張型心筋症，弁膜症，人工弁，感染性心内膜炎．

深部静脈血栓症からの奇異性脳塞栓（卵円孔開存），潜在性心房細動．高齢者ほど，比率が上昇する．主幹動脈閉塞の場合には血栓回収療法が行われる．

2）ESUS（Embolic Stroke of Undetermined Source）

原因不明の脳塞栓．以下の場合に診断する．

（1）ラクナ梗塞ではない塞栓性脳梗塞．

（2）明らかな心塞栓源を認めない．

（3）主幹脳動脈 50% 以上の狭窄を認めない．

（4）特定の脳梗塞の原因が認められない．

3）アテローム血栓性脳梗塞

脳主幹動脈の動脈硬化性変化に起因する脳梗塞．狭窄部からの塞栓や，血行力学的脳虚血が含まれる．脳血管内治療では，頚動脈ステントや，頭蓋内 PTA/stent が実施される．

4）BAD（Branch atheromatous disease）

穿通枝分岐部の主幹動脈に生じた動脈硬化性病変によって，穿通枝がその根元から閉塞する病態．主幹動脈狭窄が 50% を超えると，アテローム血栓性脳梗塞に分類される．

5）ラクナ梗塞

穿通枝の閉塞による脳梗塞．基底核や放線冠などの深部に梗塞が出現するが，皮質には梗塞を認めない．脳血管内治療の対象にはならない．

6）Trouseau（トルソー）症候群

悪性腫瘍に起因する過凝固状態による脳塞栓．

2 脳梗塞の超急性期治療

（1）t-PA 静注療法；発症から 4.5 時間以内

(2) 機械的血栓回収療法；発症から24時間以内．ただし，6時間を超えた場合は，閉塞血管の灌流領域に比べて，脳梗塞の範囲（体積）が小さい場合にのみ実施する．

(3) 経皮的血管形成術；バルーンによる破砕

(4) 局所線溶療法;ウロキナーゼ/t-PA局所動注．あまり行わない．

b）頚動脈狭窄症

1 疾患の概要

1）原因

加齢などに伴う動脈硬化によりアテロームが生じて起こる．病変は，総頚動脈からの内頚動脈分岐部に生じる．

2）分類

(1) 無症候性頚動脈狭窄．

(2) 症候性頚動脈狭窄（脳梗塞，一過性黒内障，TIA）．

3）症状

(1) 動脈ー動脈塞栓（artery to artery embolism）
アテロームの破裂によるその破片やデブリ，狭窄部にできた血栓が脳動脈に飛散することで脳塞栓を起こす．

(2) 血行力学的脳虚血
アテローム性の高度狭窄の進行．
血圧低下などの負荷で血流が低下することによって，虚血による脳機能障害や脳梗塞を生じるもの．

(3) 動脈ー動脈塞栓と血行力学的脳虚血は同時にも起こりうる．

(4) 頭蓋内脳動脈狭窄，虚血性心疾患（冠動脈病変），閉塞性動脈硬化症など全身性動脈硬化病変を合併することが多い．

2 治療の概要

(1) 頚動脈ステント留置術（CAS）

CAS の適応	症候性 50% 以上狭窄 無症候性 80% 以上狭窄 頚動脈内膜剥離術（CEA）ハイリスク群
CEA ハイリスク群	重症心疾患（うっ血性心不全，冠動脈疾患，開胸手術を要する） 重篤な呼吸器疾患 対側頚動脈閉塞 対側喉頭神経麻痺 頚部直達手術，または頚部放射線治療の既往 CEA 後の再狭窄
CAS の非適応	アクセスルートがない 高度のソフトプラーク 高度石灰化病変

(2) CAS は，アテロームをバルーンで破壊し，ステント外へ病変を圧着させる治療である．したがって，アテロームからのデブリの飛散を防止するためのプロテクションの選択が非常に重要になる．

c）頭蓋内血管狭窄症

1 疾患の概要

内頚動脈，中大脳動脈 M1，椎骨動脈，脳底動脈狭窄に対して，血管拡張術（PTA）が行われる．内科治療に抵抗した症例に実施する．

2 PTA/stent

穿通枝閉塞を起こすリスクがあり，症例選択は重要．

血管解離を生じた場合，ステントを留置する．

d）鎖骨下動脈狭窄症

1 疾患の概要

（1）血圧の左右差，冷感，肩こり，労作時の易疲労感，めまい．
鎖骨下動脈盗血症候群（subclavian steal）は有名．

（2）一側鎖骨下動脈が閉塞した場合に，対側椎骨動脈を血液が逆流し上腕動脈に血流を送る．症候はみられなくとも，血管造影上はよく認められる所見．

（3）MRA 画像で，頭蓋内左椎骨動脈が描出されないが，T2WI や BPAS では左椎骨動脈が存在している場合がある．鎖骨下動脈狭窄によって，左椎骨動脈の血流の方向が逆転し，信号が検出されていない可能性がある．

2 治療の概要

ステントでの拡張術．

（1）バルーン拡張型のほうが位置決めしやすく，大動脈からの分岐直後の狭窄には使いやすい．

（2）大腿動脈，上腕動脈，橈骨動脈経由があり，標的血管の径，大動脈から狭窄までの距離，大動脈弓の形状（ガイディングカテーテルの支持性）で決める．

注意！
ピッグテイルカテーテルを大腿動脈から大動脈弓に留置すると造影，位置決めが容易．カテーテル自体も指標になり，様々な局面で有用性がある．

（3）最も重大な合併症は大動脈解離．
狭窄の場合は真腔を捉えていれば危険性は高くないと考えるが，閉塞の場合に問題となる．
閉塞の場合には大動脈側から鎖骨下動脈に向かってワイヤーを通したほうが，大動脈解離は起こりにくいとの意見もある．

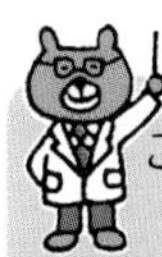

ここは押さえよう！　大動脈炎症候群（高安動脈炎）

❶ 概　要

（1）大動脈とその主要分枝および肺動脈，冠動脈に狭窄，閉塞または拡張病変をきたす原因不明の非特異性炎症性疾患.

（2）指定難病で，比較的若い女性に好発する.

（3）めまい，頭痛，失神発作，片麻痺，脈拍欠損，上肢易疲労感，指のしびれ感，冷感，上肢痛，心症状，呼吸器症状，高血圧，眼症状，下肢症状，頸部痛，背部痛，腰痛，発熱，全身倦怠感，易疲労感など多彩な症状を呈する.

（4）確定診断は画像診断（DSA，CT，MRA）によって行う.

（5）若年者で血管造影によって大動脈とその第一次分枝に閉塞性あるいは拡張性病変を多発性に認めた場合は，炎症反応が陰性でも大動脈炎症候群を第一に疑う.

（4），（5）に炎症反応が陽性ならば，大動脈炎症候群と診断する.

❷ 治　療

（1）炎症所見を参考にステロイド投与が行われる.

（2）症候性病変や，炎症が寛解している場合には，介入治療の適応があり，ステント留置術やバイパス術が行われる.

〔難病情報センター：大動脈炎症候群認定基準より抜粋〕

e）遅発性脳血管攣縮（くも膜下出血後）

1 疾患の概要

（1）くも膜下出血後第 4 ～ 14 病日に発生する一過性の脳主幹動脈狭窄.

（2）くも膜下血腫の早期排除が予防に重要.

2 治療の概要

（1）早期発見（発生の予測）が重要．連日ベッドサイドで経頭蓋ドップラー TCD を行う.

（2）ファスジル動注，血管拡張術が有用.

③ 動静脈シャント疾患

a）脳動静脈奇形（脳 AVM）

1 疾患の概要

(1) 脳の動脈と静脈が直接吻合（シャント）する血管奇形.
(2) 出血，けいれん，頭痛，進行性の神経症状悪化等で発症.
(3) 小さいものから巨大なもの，表面にあるものから深部にあるものと様々.

下表の要素で構成される.

流入動脈（フィーダー：feeder）	AVM に血液を供給している動脈．feeding artery ともいう．シャント量が多いほど血管は太くなる．流入動脈からの出血は，血流のストレスでできた動脈瘤が破裂して起こる
異常血管塊（ナイダス：nidus）	シャントが生じている AVM の本体．比較的大きな穴で流量が多いものをハイフローシャントという．動脈瘤が認められる場合もある
流出静脈（ドレナー：drainer）	塞栓術を行ううえで，静脈パターンも実は非常に重要．1 本の静脈か，複数か？ 静脈洞に続く部位に狭窄がないか？ などを注意しながら読影する

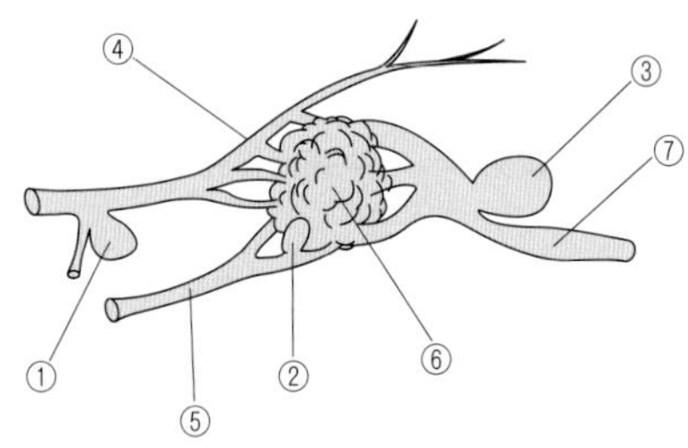

①：流入動脈にできた動脈瘤，②：ナイダス内動脈瘤，③：静脈瘤(varix)，④：passing through (en passage) type の流入動脈，正常脳にも枝が分岐する，⑤：terminal(direct)type の流入動脈，ナイダスで終わる，⑥：ナイダス，⑦：流出静脈

脳 AVM の構造

2 治療の概要

(1) 塞栓術.

①目的

- ・塞栓術単独での完全閉塞.（限られた症例で実施可能）
- ・出血点を閉塞させて再出血を防止する：target embolization.
- ・摘出術の術前塞栓：手術を容易にする.
- ・定位放射線治療前にナイダスを縮小させる.
- ・ハイフローシャントの閉塞.
- ・合併する脳動脈瘤に対する塞栓術：ナイダスから離れていればコイル，近傍であれば液体塞栓物質を使用する.

②使用する塞栓物質

Onyx	液体塞栓物質：溶媒のDMSOが血液内で拡散しEVALが析出する AVM治療に保険承認された塞栓物質
ヒストアクリル（NBCA）	液体塞栓物質：血液，イオンと接触し重合する.接着性がある 医療用であるが，目的外使用
コイル	動脈瘤用：流入血管閉塞のみ

(2) 開頭手術.

(3) 定位放射線治療.

(4) 経過観察.

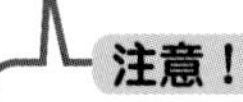

症例ごとに構造がまったく異なるため，治療方針も異なる.
外科治療の難易度を判定する：Spetzler-Martin Grade.

b）脊髄動静脈瘻

❶脊髄動静脈奇形（脊髄 AVM）

1 疾患の概要

（1）非常にまれで，脳動静脈奇形の 1/10 といわれている．

（2）流入動脈，異常血管塊（ナイダス），流出静脈で構成される．

（3）シャントの存在する部位によって分類される（種々の分類あり）．

分類	概要
intramedullary AVM 髄内 AVM （glomus malformation）	①髄内にナイダスの構造をもつ ②出血や，進行性の脊髄症状で発症
metameric AVM 分節性 AVM （juvenile type）	①極めてまれ ②脊髄内のほかに，髄外にも（分節性に）二つ以上の領域に病変が広がっている
perimedullary arteriovenous fistula 硬膜内髄外動静脈瘻	①脊髄表面にシャントが存在する ②ナイダス構造がない ③ダイレクトシャント
paraspinal AVM/AVF 傍脊柱動静脈奇形 / 瘻	①脊柱および脊柱周囲の硬膜外に AVM/AVF が存在 ②硬膜内外の静脈に逆流し，種々の症状を呈する

2 治療の概要

（1）シャントを閉塞させれば治癒可能．

（2）脊髄梗塞を起こさないように治療を行う．

（3）中心溝動脈が閉塞すればそのレベル以下の脊髄横断症状が起こる．

（4）シャントポイントの部位に応じて NBCA，コイルが使用される．

❷脊髄硬膜動静脈瘻

1 疾患の概要

部位によって臨床経過は異なる.

頚髄 （頭蓋頚椎移行部） C1，C2	半数がくも膜下出血で発症する Perimedullary AVF としばしば鑑別が困難
胸腰髄	出血発症はまれ，進行性の脊髄症状 脊髄血管奇形で最多（70%）の後天性病変，高齢男性に多い 根動脈と神経根静脈との間の短絡病変 硬膜根スリーブ近くの外側硬膜外腔に発生

2 治療の概要

（1）NBCA による塞栓が行われる.

（2）神経根を包む硬膜に存在するシャント部に NBCA が到達すれば治癒する.

（3）カテーテルが十分末梢まで進められないこともあり，分枝をコイルで閉塞させてから NBCA を使用することもある.

MEMO

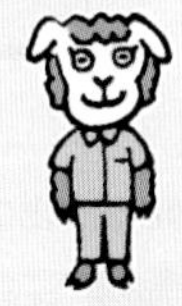

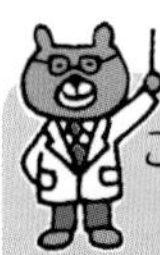

ここは押さえよう！

①前脊髄動脈（ASA）と後脊髄動脈（PSA）の違い

ASA は脊髄前面，正中を縦に走行する 1 本の血管で，PSA は脊髄背外側を縦に走行する左右 1 対の血管である．

両者の最大の違いは分岐する血管である．ASA は，中心溝動脈（central sulcal artery）という，脊髄の中心部から外側に向かう脊髄中心部を栄養する重要血管を出す．PSA からも脊髄外側を取り囲む軟膜動脈叢から中心へ向かう放射状血管が分岐するが，比較的表面に近い部位に関係する．閉塞した場合の重症度が異なり，ASA のほうが重篤である．

②脊髄を栄養する血管の基本

脊髄を栄養する血管は，神経根に沿って硬膜内に入る．すべての神経根に存在し根動脈（radicular artery）とよばれる．

脊髄のどの範囲まで到達しているかで名前が決まる．脊髄の表面まで到達すると根軟膜動脈（radiculopial artery）とよばれ，脊髄内部（髄内）に到達すると根髄動脈（radiculomedullary artery）とよばれる．

c）硬膜動静脈瘻（dAVF）

(1) 硬膜を栄養する動脈が硬膜壁内で静脈と吻合している状態．

(2) 罹患した静脈洞に閉塞がなければ，シャントの動脈血はそのまま静脈洞内を通過し頭蓋外に出る（図 1-①）．

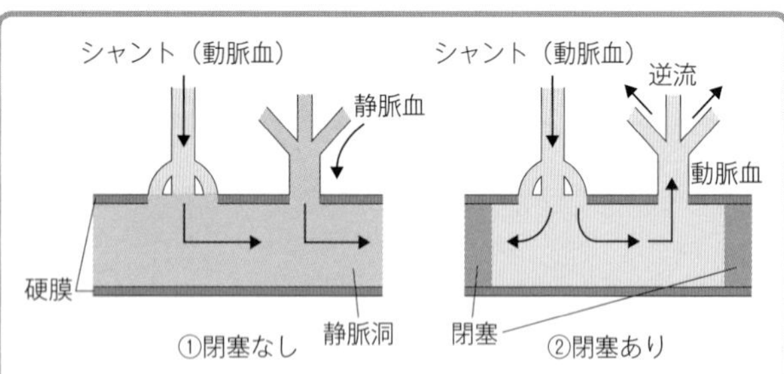

図 1 硬膜動静脈瘻のパターン

(3) どこに逆流しているかによって症状が決まる.
Cognard 分類（付録② ▶ p.250）や Borden 分類（付録② ▶ p.250）が使用される.

❶海綿静脈洞部

1 疾患の概要

(1) 中年以降の女性に多い.

(2) 結膜充血, 眼球突出, 眼球運動障害による複視, 眼圧上昇. 血管性雑音, 脳出血はまれ.

2 治療の概要

(1) 経静脈的コイル塞栓術が主体. 経動脈的液体塞栓は行わない.

(2) 静脈を逆行し, 海綿静脈洞に到達する：ルートはおもに 2 つ.
- 後方：内頚静脈から, 下錐体静脈洞を通るルート（図 2）
下錐体静脈洞は閉塞していることが多いが, 0.035 inch ガイドワイヤーで閉塞部を突破してルートをつくり, マイクロカテーテルで選択する.
- 前方：上眼静脈を通過するルート（図 2）
①上眼瞼部に小切開を加えて直接穿刺するルート.
②顔面静脈経由で上眼静脈へ達するルート（図 2）.
- 閉塞する範囲
①すべての出口を含めて海綿静脈洞全体を完全に閉塞させる方法.
②シャント部位を限局的に閉塞する選択的塞栓.

(3) 術前に入念な脳血管造影を行い, シャント部位の同定や静脈ルートの検討に労力が費やされる. 手術時間も長くなることが多い.

(4) 左右の外頚動脈撮影でシャント部位の見え方が変わるため, 両側大腿動脈と一側大腿静脈の 3 本のシースが挿入されることも多い.

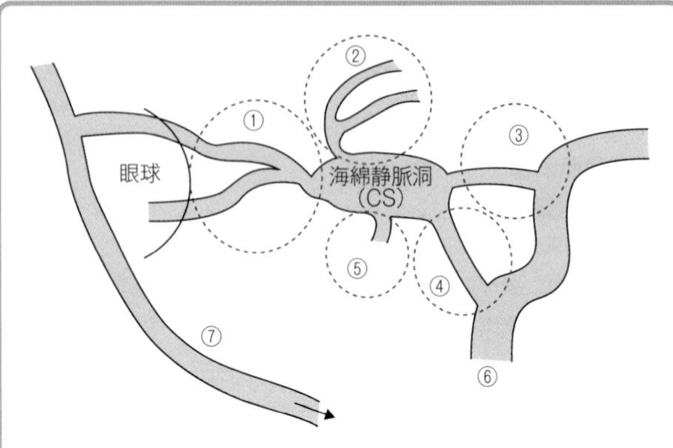

①上眼静脈（SOV），下眼静脈（IOV）への逆流：結膜充血，眼球突出，複視，眼圧上昇
②浅中大脳静脈（SMCV）外側への逆流：けいれんや大脳の症状，出血
③上錐体静脈洞（SPS）後方への逆流：脳幹の浮腫や脳出血
④下錐体静脈洞（IPS）後下方への逆流：血管性雑音
⑤翼突筋静脈叢（pterygoid plexus）：血管性雑音
⑥内頚静脈（IJV）
⑦顔面静脈（FV）

図2　海綿静脈洞部硬膜動静脈瘻の流出静脈と症状

3 治療の合併症

ガイドワイヤー穿孔	IPS をガイドワイヤーで探っているときに起こる．大事に至らないことも多い
眼球運動障害の悪化	過剰なコイル挿入が原因
視力障害の悪化	不完全な治療，上眼静脈閉塞時に網膜中心静脈が閉塞，血栓化の進行
脳内出血	シャントが消失する前に，メインの流出路が止まり，上錐体静脈を介して脳の静脈に逆流した場合など
頭痛，悪心	海綿静脈洞にコイルが充填されたため？

❷横－S 状静脈洞部

1 疾患の概要

（1）中年以降の男性に多い.

（2）症状は血管性雑音，けいれん，脳出血，認知症.

（3）横静脈洞部に Labbé 静脈が注ぐ．側頭葉後半部の皮質静脈が集まっている．ここに動脈血が逆流し症状を出す.

2 治療の概要

（1）Onyx が硬膜動静脈瘻に適応が拡大され，Onyx による経動脈的塞栓が主役となった.

（2）正常静脈洞が関与しない場合は，Onyx による経動脈的塞栓が行われる.

（3）Onyx の使用が困難な場合や，シャントポイントが限局している場合は，経静脈的コイル塞栓を行う.

（4）シャント量を低下させるために，コイルやエンボスフィアを使用する場合もある.

3 治療の合併症

（1）最も重大なものは，脳出血である.
静脈洞はいくつかの層に分かれている場合がある．シャント部を閉塞できないままにコイルを詰め戻ったときに正常灌流のあった静脈まで閉塞したり，孤立した静脈に血流が集中したときに起こる.

（2）けいれん.

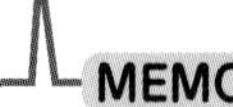

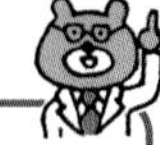

●ガイディングシステムは重要！
硬膜動静脈瘻に対する経静脈的塞栓術では，ガイディングシステムの工夫が重要になる．6Fr ガイディングシース内に 6Fr ガイディングカテーテル，4Fr ガイディングカテーテル（サポートカテーテル），マイクロカテーテルと多段式にすると閉塞静脈洞への貫通性や複雑な経路の突破に有用.

❸その他の部位

1 前頭蓋底部

(1) 静脈洞を介さない硬膜動静脈瘻．眼動脈から分岐した前篩骨動脈が硬膜に達し，前頭蓋底部の皮質静脈に連続する．

(2) 脳出血で発症することが多く，硬膜から連続する静脈を遮断すれば完治する．

(3) カテーテル，ガイドワイヤーの進歩により，経動脈的塞栓が行われる機会は増加している．

2 テント部

(1) 静脈洞を介さない硬膜動静脈瘻．中硬膜動脈，テント動脈，後頭動脈が流入し，皮質静脈に逆流する．

(2) 脳出血で発症することが多く，外科的に硬膜から連続する静脈を遮断すれば完治する．

(3) 経静脈的塞栓は多くは困難である．

(4) Onyx による経動脈的塞栓が行われる．

3 ascending cerebral vein

(1) 静脈洞を介さない硬膜動静脈瘻．

(2) 中硬膜動脈が流入動脈となる．

(3) Onyx による経動脈的塞栓が行われる．

4 上矢状静脈洞部

(1) 両側大脳皮質に逆流し，罹患静脈洞も広範囲に及ぶことがある．

(2) 経静脈的コイル塞栓に，中硬膜動脈からの Onyx 塞栓を併用するが，罹患静脈洞に隔壁があり，治療に難渋することが多い．

5 anterior condylar confluence (ACC)

(1) 頭蓋頚椎移行部に存在する．上行咽頭動脈が流入動脈になることが多く，特に対側の上行咽頭動脈が流入していることがあり，シャント部の同定に有用である．

(2) 上行咽頭動脈が流入動脈であるため NBCA による塞栓術は選択されないことが多い．その理由は，上行咽頭動脈は下位脳神経を栄養し内頚動脈と吻合するため，液体塞栓物質を使用すると，下位脳神経麻痺，脳梗塞を起こす可能性があるためである．

(3) 経静脈的塞栓術が行われるが，舌下神経管内へのコイル塞栓が過剰になると舌下神経麻痺を起こすことがある．経静脈的にOnyxを追加することも有用．

d) 外傷性動静脈瘻

❶直接型頚動脈海綿静脈洞瘻（CCF）

1 疾患の概要

(1) 原因

- 外傷によって，海綿静脈洞部の内頚動脈に亀裂が生じ，内頚動脈と海綿静脈洞の間に直接シャントが生じる．
- 直接穴が空いた状態である．
- 海綿静脈洞部内頚動脈瘤の破裂でも起こりうる．

(2) 症状

- 硬膜動静脈瘻に比べ，シャント量が多いため，脳出血，脳循環障害を発症することがある．
- 高度の眼球突出が急激に出現する場合がある．
- 鼻出血も起こりうる．

2 治療の概要：穴を塞ぐ

(1) 理想は内頚動脈を温存し，血管の穴を静脈側から塞ぐ．

(2) 離脱型バルーンが使用されてきたが，製造販売が中止となり入手できなくなったため，コイルを使用する．

(3) コイルを使用する場合には，内頚動脈内にScepter C（テルモ）を留置するバルーンアシストテクニックを行う．

(4) 静脈側からマイクロカテーテルを海綿静脈洞内に留置しコイルを追加する場合もある．

(5) 穴の閉鎖が困難な場合に，内頚動脈を閉塞させる場合もある．このときに瘻孔部を閉塞させなければ再発する．

(6) 動脈瘤の破裂の場合には，動脈瘤をコイル塞栓するが，シャントは止まりにくく，苦労する場合がある．

(7) 瘻孔が小さければ，コイルでも十分治療可能であり，瘻孔が大きいと簡単に閉鎖できないことが最大の問題．

(8) NBCA，Onyx，ステント併用も行われている．

3 治療の合併症

(1) コイルの圧迫による動眼神経麻痺，外転神経麻痺．

(2) 脳梗塞．

❷その他の直接型動静脈瘻

1 中硬膜動静脈瘻

(1) 頭蓋骨骨折，開頭術後に生じる．

(2) 中硬膜動脈と静脈は並走しているため，シャントが形成される．

(3) 外傷後，徐々にシャント量が増大し血管性雑音に気づく．

(4) 中硬膜動脈は温存不要なので瘻孔部を含めた動脈閉塞を行う．

(5) Onyx，コイル，NBCA が使用される．

2 頭皮動静脈瘻

(1) 外傷後，皮下血腫が形成され，血腫が吸収されたときに拍動性の腫瘤が触知され，シャントが発見される．

(2) Onyx，コイルや NBCA でも治療できる．

3 医原性動静脈瘻

(1) 頚部へのカテーテル留置目的の穿刺によって，頚部内頚動脈と頚静脈間にシャントができてしまう場合がある．

(2) 頚椎手術後の椎骨動脈と椎体静脈叢間のシャント等もある．

(3) 治療は，動脈を温存し瘻孔部の静脈を閉塞させることである．

4 下垂体腫瘍に対する経鼻手術における術中，術後鼻出血

(1) 鞍底部の骨切除時や，腫瘍除去時に内頚動脈が損傷して起こる．

(2) 術中，動脈性の出血が持続し，止血困難となる場合もあるし，術中いったん止血した後，術後に多量の鼻出血を起こす場合もある．

(3) 血管造影で仮性動脈瘤が形成されている場合，瘻孔部を含めた血管閉塞（コイル）が行われる．

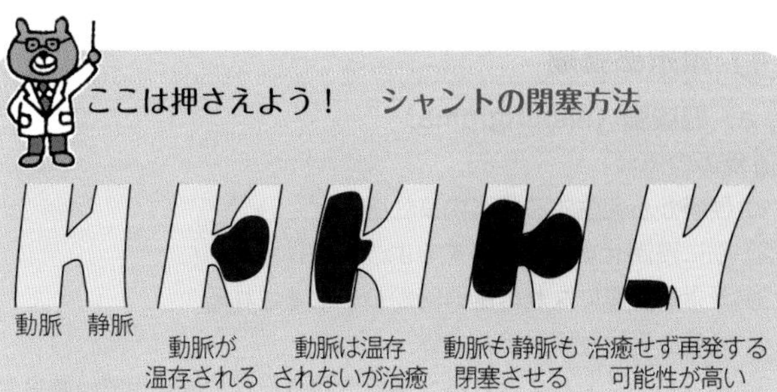
ここは押さえよう！　シャントの閉塞方法
動脈
静脈
動脈が
温存される
動脈は温存
されないが治癒
動脈も静脈も
閉塞させる
治癒せず再発する
可能性が高い

MEMO

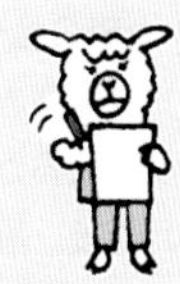

④ 頭頸部腫瘍

a）髄膜腫（meningioma）

1 疾患の概要

(1) 硬膜から発生する頭蓋内良性腫瘍.

(2) 脳に浸潤せず脳を圧迫するように成長する.

(3) 大きな腫瘍になれば脳血管からも栄養される.

(4) 栄養血管は硬膜動脈が主体.

(5) サンバーストとよばれる血管構造がみられ，静脈相では腫瘍濃染が認められる.

(6) 中硬膜動脈など外頸動脈の枝が栄養血管になることが多い.

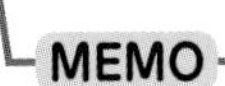

MEMO
外頸動脈は脳血管攣縮を起こしやすいので，5Fr など細いガイディングカテーテルを使用することがある.

2 治療の概要

開頭摘出術中の出血量を減らし，輸血量を減少させ，手術時間も短縮する.

エンボスフィア	300 ～ 500 μm. マイクロカテーテルをウエッジさせず，血流に乗せて腫瘍に到達させる.
NBCA	できるだけ腫瘍近傍までマイクロカテーテルを進める. ウエッジしているほうが注入しやすい.
コイル	遠位部閉塞で，効果は少ない. エンボスフィア使用後に血管閉塞に追加する場合がある.

3 治療の合併症

(1) 粒子塞栓物質も，十分に塞栓されると，腫瘍が壊死し，手術時に軟らかくなって吸引しやすくなっていることがある.

(2) 術後，腫瘍体積が増加し，圧迫症状が悪化する場合がある.
濃グリセリン（グリセオール®）投与，ステロイド投与，早期摘出を行う.

(3) 塞栓物質迷入による脳梗塞, 視力障害, 脳神経麻痺.

(4) 中硬膜動脈と眼動脈の間には吻合があるため, 視力障害に注意.

b) 傍神経節腫 (paraganglioma)

1 疾患の概要

(1) 副腎髄質や傍神経節細胞から発生する良性腫瘍. 非常にまれ.

(2) カテコールアミン分泌活性の有無で機能性, 非機能性に分類.

(3) 脳神経外科領域では, 側頭骨内, 頚部頚動脈分岐部に形成される.

(4) グロムス腫瘍, ケモデクトーマともよばれる.

(5) カテコールアミンの過剰分泌による血圧上昇, 動悸, 頭痛を認める場合がある. 頚部の巨大なものでは, 頚部を伸展したときに徐脈, 低血圧を起こし失神する場合がある.

(6) 脳血管造影では, 非常に豊富な血管と腫瘍濃染が認められる.

2 治療の概要

摘出術が行われるが, 術前に塞栓術を行う場合がある (NBCA/エンボスフィア).

3 治療の合併症

(1) 機能性の場合に, カテコールアミンが多量に放出されクリーゼを起こすことがある. 術中, 術後は血圧の管理に注意を要する.

(2) 塞栓物質の正常血管への迷入による脳梗塞.

c) 血管芽腫 (hemangioblastoma)

1 疾患の概要

(1) 成人の後頭蓋窩, 脳幹, 脊髄に発生する良性腫瘍.

(2) 嚢胞と壁在結節が認められる.

(3) 脳血管造影で, 実質部分に強い腫瘍濃染が認められる.

2 治療の概要

(1) 摘出術が基本.

(2) まれに, 術前塞栓術が行われる.

(3) 塞栓物質は NBCA が使用される.

3 治療の合併症

(1) 塞栓物質が正常血管に迷入すれば，脳梗塞を起こす.

(2) 最も重篤な合併症は腫瘍からの出血.
腫瘍が後頭蓋窩にあるため，出血を起こすと重篤化する.

⑤ 難治性慢性硬膜下血腫

1 疾患の概要

(1) 慢性硬膜下血腫の 15%程度は，再発し再手術が必要になる.

(2) 高齢者で，穿頭ドレナージを行っても再発を繰り返す，難治症例が存在する.

2 治療の概要

(1) 中硬膜動脈の塞栓による再発予防効果が報告されている.

(2) NBCA を用いて中硬膜動脈を閉塞する.

(3) 低濃度 NBCA を使用する.

(4) 眼動脈との吻合部の遠位から注入する.

3　器具と薬剤，検査の基本

～基本事項をマスターしよう！～

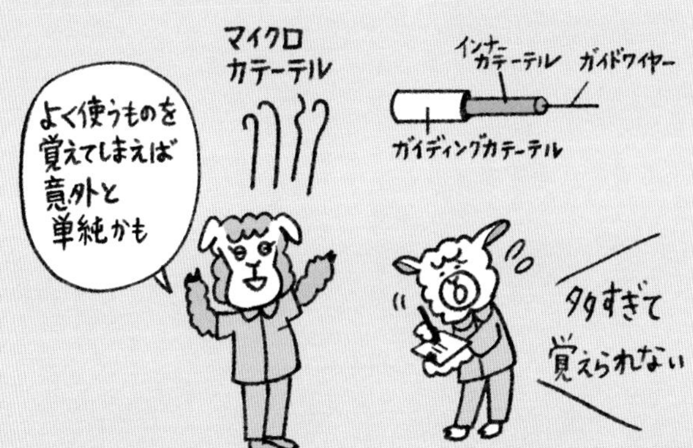

① 基本セット

a）アンギオキット梱包

・ベイスン　×1
・カップ　小　×2，中×2，大×1
・ガーゼ
・テープ

b）共通器具

・三方活栓
・逆流防止弁
・インジェクターとの接続チューブ
・テガダーム（穿刺部に使用するフィルム）
・被布
・シリンジ　10 mL　1本，5 mL　2本，カラー10 mL　1本
・遮蔽板カバー
・ガウン

② 使用器具

a）シース

本書ではシェアの高い『ラジフォーカス®イントロデューサー(テルモ)』を基本に説明する.

1 使用目的

(1) 穿刺血管の損傷を防ぎ，カテーテルの通過性を確保する.
(2) シースの表示サイズは，内腔の大きさを示している.
(3) 6Fr であれば，6Fr の太さの機材が通過する太さである.

2 基本構成品

(1) 切皮メス, 静脈留置針, ミニガイドワイヤー, ダイレーター, シース本体.
(2) シース本体にダイレーターを挿入することで，スムーズな血管内への留置が可能になる.

3 ラジフォーカス®イントロデューサーの種類

	サイズ（Fr）	有効長（cm）
ショートタイプ	4 ～ 7	3，4，5，7
一般用	4 ～ 10	10
橈骨動脈用	4 ～ 7	16
ロングタイプ	4 ～ 6	25，30
	7 ～ 8	25，30，45
	9 ～ 10	25
耐キンクタイプ	4	10，25，40
	5	10，25，30，40
	6 ～ 8	10，25，30，40，50
	9	10
M コート	4 ～ 6	16，25
	7	16

(1) ショートタイプは，下肢の撮影など，穿刺部位と標的血管分岐部が近いときに使用される.

(2) 脳血管撮影では，一般用かロングシースタイプを使用する.

(3) 橈骨動脈経由の場合，著者はMコートシース，有効長25 cm ワイヤー径0.021 inch 穿刺針22Gを使用している．25 cmであれば，先端が上腕動脈まで到達することと，親水性ポリマーでコーティングされているため，抜去困難にならない利点がある.

4 ワイヤー直径と静脈留置針

ミニワイヤー径（inch）	静脈留置針（サーフロ）
0.018	22G
0.021	22G
0.025	20G
0.035	18G

POINT

同一サイズのシースでも，組み合わされるワイヤー径が異なる.
ワイヤー先端形状も，ストレート，アングルなど種類がある.

b）ガイディングシース

1 使用目的

(1) 80 cm以上の有効長があるシースで，先端は柔軟性があり，頚部血管まで誘導可能.

(2) シースとガイディングカテーテルの両者の役割を備えている.

(3) 同じ内腔を確保する場合，シース＋ガイディングカテーテルの組み合わせよりも，1Fr分穿刺部の外径が細くなる利点がある.

2 基本構成品

(1) シース，ダイレーター：製品によって逆流防止弁かYコネクタが付属する.

(2) ダイレーター内は 0.035 inch：ガイドワイヤーが通過する.

3 サイズの種類

		朝日インテック ASAHI FUBUKI Dilator kit	クックメディカルジャパン Shuttle Sheath	テルモ Destination	メディキット Axcelguide
4Fr	内径	0.071 inch (1.8 mm)			0.065 inch (1.65 mm)
	有効長	80, 90, 100, 110 cm			78, 88, 98 cm
5Fr	内径	0.081 inch (2.05 mm)	0.074 inch (1.88 mm)	0.076 inch (1.92 mm)	0.080 inch (2.05 mm)
	有効長	80, 90, 100, 110 cm	90 cm	90 cm	78, 88, 93 cm
6Fr	内径	0.090 inch (2.28 mm)	0.087 inch (2.21 mm)	0.087 inch (2.21 mm)	0.088 inch (2.24 mm)
	有効長	80, 90, 100, 110 cm	80, 90 cm	90 cm	78, 88, 93 cm
7Fr	内径		0.100 inch (2.54 mm)		
	有効長		80, 90 cm		

詳細は ▶p.258

4 使用方法

(1) インナーカテーテルを使用する場合

①穿刺部を通過させるときには，付属のダイレーターを使用する.

ガイドワイヤーは診断用の 150 cm よりも 180 cm の長めのものがよい.

Y コネクタには動脈ラインを接続しておく.

②大腿動脈経由であれば，腹部を越えた時点で，ダイレーターを別売のインナーカテーテルに交換する.

③ガイディングカテーテルのサイズが 6Fr までは，同一サイズ表示のインナーカテーテルを使用する．ガイディングカテーテルからインナーカテーテル先端が十分出る長さがなけ

れば血管選択ができないので，110 cm から 125 cm のものが使用される.

④目的血管を選択し，インナーカテーテルが必要な位置まで進んだら，ガイディングカテーテルを進める.

(2) エクスチェンジ法

① 4Fr シースを留置.

② 150 cm か 180 cm ガイドワイヤーを使用し 4Fr 診断カテーテルを外頚動脈末梢に誘導.

③ 260 cm 以上のロングワイヤーに交換.

④ロングワイヤーを残し（透視で先端を確認）診断カテーテル，シースを抜去.

⑤ダイレーターをセットしたガイディングカテーテルを目的の位置まで進める.

5 利　点

(1) ガイディングカテーテル使用時に比べて，表示上は 2Fr サイズダウンできる.
実際の穿刺部の太さは 1Fr サイズダウン.

(2) 目的部位に到達させると安定し，サポート性もよい.

6 欠　点

(1) 手術終了時に，他血管を撮影する時，再度インナーカテーテルを使用する必要がある.

(2) 通常のシースのように，翌日撮影に使用することができない.

c）マイクロパンクチャーイントロデューサーセット（クックメディカルジャパン）

1 使用目的

(1) シース挿入の前段階に用いる.

(2) 動脈穿刺が困難な症例で有用.

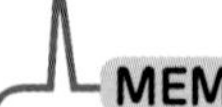

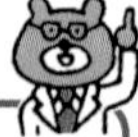

高度肥満の症例が日本で増加した場合，使用機会が増加する可能性がある.

2 使用方法

(1) 21G の穿刺針にて血管の前壁を穿刺.
(2) 0.018 inch のガイドワイヤー挿入.
(3) 4Fr コアキシャルイントロデューサー挿入.
(4) コアキシャルイントロデューサーのインナーカテーテルを抜く.
(5) アウターシースには 0.035 or 0.038 inch 径のガイドワイヤーが挿入可能.
(6) アウターシースを抜去して血管内治療に用いるシースへ入れ替える.

3 基本構成品

(1) 21G 穿刺針（先端部にエコーチップ).
(2) 0.018 inch ガイドワイヤー（ステンレススチール).
(3) 4Fr コアキシャルイントロデューサー（インナーカテーテルおよびアウターシース).

4 特　徴

(1) 21G 穿刺針の先端部は超音波対応（エコーチップ）になっており，エコーガイドで穿刺する場合，視認性に優れる.
(2) 動脈の触知が難しい症例などに有用.
(3) 通常のシース挿入に用いる静脈留置針より細い金属針で動脈を穿刺し，血管を確保した後に太いシースに入れ替えられるところが利点.
(4) 金属針であるため，軟らかい静脈留置針に比べ穿刺した血管から逸脱しにくく，高度肥満の症例などでも穿刺の失敗が少ない.

5 注意点

金属針の中に直接ワイヤーを通すため，いったん金属針の中を通したワイヤーのみを抜こうとするとワイヤーが破損する．金属針を残してのワイヤーの引き戻しは禁忌.

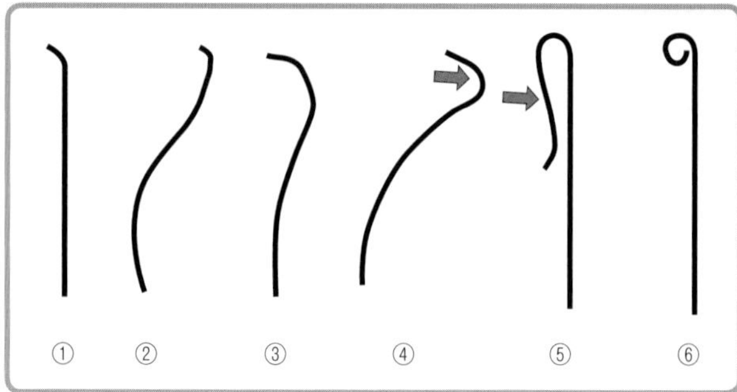

脳血管撮影用カテーテル先端形状の分類
①ベレンシュタイン型
② JB1，バンソン - ハナフィー - ウイルソ型
③ヘッドハンター型
④ JB2，バンソン - ハナフィー - ウイルソ 2 改良型（矢印での屈曲角度の違い）
⑤シモンズ型，シモンズ改良型（矢印部分の長さ，開き具合で様々なバリエーション）
⑥ピッグテイル型

d）診断用カテーテル

1 脳血管撮影用

1）使用目的

総頚動脈，内頚動脈，外頚動脈，椎骨動脈，鎖骨下動脈を選択撮影する.

2）サイズの種類

4Fr or 5Fr が用いられる.

柔軟性，細さを重視すれば 4Fr.

選択性，押しやすさを重視すれば 5Fr.

3）カテーテル先端形状の分類（上図）

4）形状の選択

大動脈弓からの分岐角度により先端形状を選択.

(1) 小児や若年者には JB2 は不向き．JB1 などを使用.
(2) 成人では動脈の蛇行を認めるため JB2, ヘッドハンター.
(3) 大動脈弓からの分岐角度が強い場合や，橈骨動脈経由はシモンズ型.
(4) 大動脈造影にはピッグテイル.

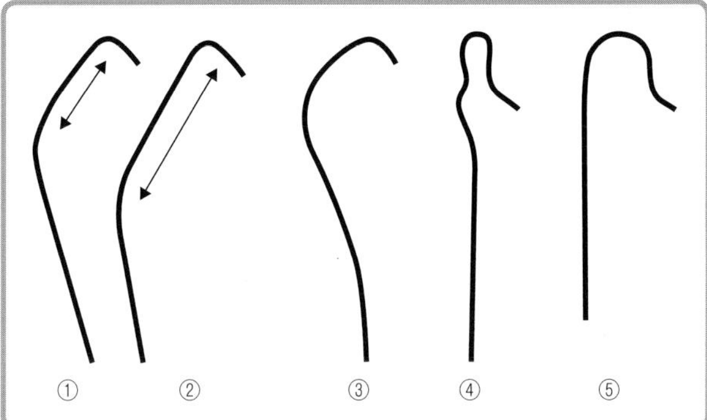

脊髄血管撮影用カテーテル先端形状の分類
① HS-1（先端部曲長：7 mm，手前部曲長：20 mm）
② HS-2（先端部曲長：10 mm，手前部曲長：27 mm）
③コブラ
④シェファードフック
⑤ミカエルソン

2 脊髄血管撮影用

1）使用目的

分節動脈の選択撮影

2）サイズの種類

4Fr or 5Fr が用いられる.

3）カテーテル先端形状の分類（上図）

4）形状の選択

太い大動脈から分岐する分節動脈に，カテーテル先端を引っ掛ける（はめ込む）感じで選択する．症例によって適した形状が異なるので，いくつかの種類を準備しておく.

e）ガイドワイヤー（診断用およびガイディングカテーテル使用時）

▶ p.270

1 使用目的

カテーテルに通し，目的とする血管を選択してカテーテルを追従させるもの.

2 径の種類

(1) 0.018 inch から 0.038 inch まで数種類ある.

(2) 診断撮影ではおもに 0.035 を使用し，血管の屈曲が強い場合には 0.032 inch を用いる.

3 長さの種類

使用するカテーテルの長さ，目的により使い分ける.

(1) 通常の血管造影検査には 150 cm.

(2) 血管内治療の際は 180 cm.

(3) エクスチェンジ法を行う場合は 260 cm あるいは 300 cm.

4 硬さのバリエーション

シャフト強度（ワイヤーの硬さや柔軟性）により，スタンダード，フレックス，スーパーフレックス，スティッフ，ハーフスティッフのタイプがある．呼び名はメーカーによって異なる.

5 先端形状

(1) アングル型，ストレート型，J 型など

(2) リシェイプ可能な製品もある（テルモ E タイプ）

6 表面の性状

(1) 親水性ポリマーコーティング

①水に濡れると潤滑性がよくなる高分子材料がガイドワイヤーの表面にコーティングされている．ガイドワイヤーをケースから出す前に生理食塩水をケース内に行きわたらせる.

②注意点としては，親水性ポリマーでコーティングされたデバイスは，使用直前に十分湿潤していないと摩擦が強くなり，挿入困難が生じたり，コーティングが剥がれて危険である．少しでも乾燥した場合，十分に水分を含んだガーゼでワイヤーを拭き，湿らせて滑りをよくする必要がある.

③診断造影で多用されるテルモ製ラジフォーカス® ガイドワイヤーがこのタイプである.

(2) コイル型

コアワイヤーの表面がステンレススチール製のスプリングコイルで覆われ，PTFE コーティングされたもの．カテーテルの

エクスチェンジに使用される，Cook 製 AMPLATZ 型エクストラスティッフガイドワイヤーがこのタイプである．先端の柔軟性と適度な摩擦によって，カテーテルの追従性に優れる．

f）ガイディングカテーテル ▶ p.256

1 使用目的

治療対象へのアクセスに用いる．おもに頭蓋外本幹部に留置し，デバイスを通過させる．

2 基本構成品

単品が多いが，インナーカテーテルがセットに入っているものもある〔Chaperon（テルモ）など〕．

3 種　類

（1）外径は 5 ～ 9Fr，有効長では 90，100 cm が多い，先端柔軟長は種類によって異なる．
（2）先端形状は，ストレート，アングル付きがあり，アングルの呼称は各社で様々である．

4 特　徴

サポート性がよいこと，内腔が広いこと，先端が柔軟かつ曲がりにくいことが求められる．

5 注意点

（1）外径，有効長，先端形状の組み合わせにより製品が異なる．
（2）曲げると簡単に折れてしまい，使用できなくなるため，箱から出すときに注意を要する．

g）バルーン付きガイディングカテーテル ▶ p.260

1 使用目的

（1）治療対象へのアクセスに用いる．頭蓋外本幹部に留置し，デバイスを通過させる．
（2）バルーンを用いることで，血流遮断することやカテーテル自体を血流に乗せて遠位に誘導することができる．
（3）血栓回収療法，頚動脈ステント留置術（CAS）など，血流遮断や血液吸引を要する症例に用いられる.

2 種 類

(1) 4種類あり,従来品と比して内腔が広く改良されている.
(2) 外径は8,9Fr,有効長では90,100 cmが多い.
(3) 先端形状は,すべてストレート.

3 特 徴

各社の製品により,バルーンの素材,拡張・収縮のしやすさや柔軟性が異なる.

4 注意点

(1) 基本はガイディングカテーテルと同じである.
(2) 同じ外径表示の場合,ガイディングカテーテルと比して内腔が1Fr弱狭くなる.

h) インナーカテーテル

▶ p.260

1 使用目的

(1) 治療対象へのアクセスに用いる.
(2) 目的とする血管にガイディングカテーテル(またはガイディングシース)を誘導するために使用する.

2 種 類

(1) 外径は5~9Fr,有効長では120,125 cmが多い.
(2) ガイディングカテーテル内を抵抗なく通過できることが必要であり,ガイディングカテーテルの外径表示より2Fr程度細いサイズを選択する.
(3) 先端形状は,ストレート,アングル付きがあり,アングルの呼称は各社で様々である.
(4) 大動脈弓と目的の血管の分岐角度により先端形状を選択する.

3 特 徴

通常の診断用カテーテルよりも硬さがあり,サポート性のよいものが用いられる.

4 注意点

・外径，有効長，先端形状の組み合わせにより製品が異なる．

i）サポートカテーテル /DAC

▶ p.264

1 使用目的

（1）マイクロカテーテルの操作性，安定性をサポートする．

（2）ステント留置，FD 留置など，マイクロカテーテルの微調節を要する場面で使用する．

2 種　類

（1）外径は 4 ～ 6Fr，有効長では 120 ～ 130 cm が多い．

（2）使用するマイクロカテーテルの本数・種類を検討し，DAC を用いることを選択した場合には，抵抗なく通過させられるガイディングカテーテルを選択することが必要である．

（3）先端形状は，基本的にストレートであり，スチームで形状をつけることも可能．

3 特　徴

各社の製品により，誘導のしやすさ，柔軟性やサポート力が異なる．

4 注意点

（1）FUBUKI，Cerulean G はガイディングカテーテル，TACTICS はマイクロカテーテルの分類にあてはまる．

（2）TACTICS の有効長には 150 cm が存在し，挿入可能カテーテル外径は 2.5Fr である．

（3）DAC のカテゴリーは，Navien™，Sofiaselect，AXS Catalyst 5 である．

j）マイクロカテーテル

▶ p.264

1 使用目的

（1）内腔を通してコイルの挿入や塞栓物質や薬物の注入に用いる.

（2）頭蓋内・外におけるステント留置，FD 留置，血栓回収療法にも用いる.

2 種　類

（1）ガイドワイヤーを用いて誘導するタイプ，血流に沿わせて進めることが可能なタイプがある.

（2）前者には，先端部にX線不透過マーカーが一つ付いた1 TIPと，先端部と 3 cm の部分にも X 線不透過マーカーが付いた 2 TIP の 2 種類がある.

（3）手元側が太い taper 構造が主流であり，有効長では 150 cm が多い.

（4）先端の形状が既についているタイプ(STR, 45, 90, J, C, S)と，必要に応じてスチームによる先端形成を行うタイプがある.

（5）造影濃強化型があり，FD 留置，血栓回収療法，一部では DAC として用いられる.

3 特　徴

各社の製品により，先端の柔軟性，先端形成のつけやすさ，サポート力などが異なる.

4 注意点

Onyx 使用において，可能，原則的に使用不可，不可なものに区分される.

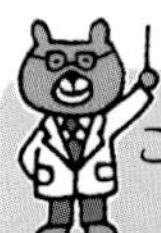

ここは押さえよう！　ledge effect

ledge（レッジ）とは出っ張りのことで，カテーテルが太くなると，先端部に段差ができて屈曲部等で引っかかることを指す．単に挿入しにくいだけではなく，アテロームを引っ掛ける可能性もある．

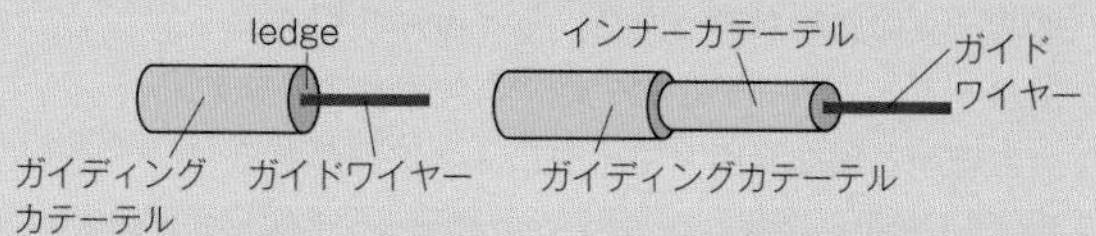

8Fr のガイディングカテーテルでは，中に 6Fr さらに 4Fr のインナーカテーテルを入れ 3 段にする場合もある．

k）マイクロガイドワイヤー

▶ p.276

1 使用目的

マイクロカテーテルの中に通し，目的とする血管を選択して，マイクロカテーテルを追従させるもの．

2 種　類

(1) 径は 0.008 ~ 0.018 inch まで数種類あり，先端と手元が同じものと異なるものがある．
(2) マイクロカテーテルの内腔により，適合するマイクロガイドワイヤーが存在する．
(3) 0.014 inch を用いることが多く，末梢血管や細い血管を選択する場合には 0.010 inch 以下を用いることが多い．
(4) 柔軟性やトルクの伝達性，マイクロカテーテルとの相性などを判断して選択する．

l）血管内異物除去用カテーテル

1 アンプラッツ グースネック スネア（日本メドトロニック）

（1）最も使用頻度が高い異物回収器具.

（2）ワイヤーの先に90°の角度で，柔軟なループがついている.

（3）使用方法

①付属のカテーテルの中を通し目的部位でループを押し出す.

②ループに異物が通ったら，ワイヤーを引く.

③ループとカテーテルの先端で異物が挟み込まれる.

（4）大血管用と細血管用（マイクロスネア）がある.

	ループ外径（mm）	スネアワイヤー全長（cm）	スネアカテーテル外径（Fr）	スネアカテーテル全長（cm）
大血管用	5	120	4	102
	10	120	4	102
	15	120	6	102
	25	120	6	102
	35	120	6	102
細血管用	2	175	2.3～3	150
	4	175	2.3～3	150
	7	175	2.3～3	150

大血管用は，大腿動脈経由で挿入したガイディングカテーテルを安定させるために，橈骨動脈経由で挿入しガイディングカテーテルを固定する目的でも使用する.

注意！
細血管用に付属するスネアカテーテルは，頭蓋内に使用するには，柔軟性に乏しく表面のコーティングもないため，脳血管内治療用のマイクロカテーテルに交換して使用する.

m）Yコネクタ

1 使用目的

（1）カテーテルにデバイスを挿入するときに使用する.

（2）内部に入った止血バルブを開き，デバイスを挿入，再び止血バルブを閉めることで血液の逆流を防ぐ.

2 標準的なYコネクタの構造と使用方法

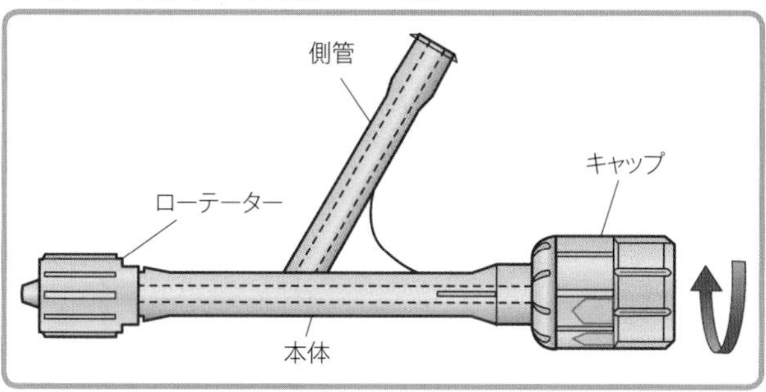

(1) ローテーターをカテーテルのハブに接続する.

(2) 側管には三方活栓を接続して動脈ラインを接続するか，直接動脈ラインを接続する.

(3) キャップ内部に止血バルブがあり，時計回りに回転させるとバルブが閉じ，反時計回りに回転させるとバルブが開く.

(4) マイクロカテーテルなどのデバイスが，バルブを通過しにくいことがある．特にマイクロカテーテル先端に形状が付いていると通過は困難である．このため，マイクロカテーテル挿入時には付属のピールアウェイイントロデューサーを使用する.

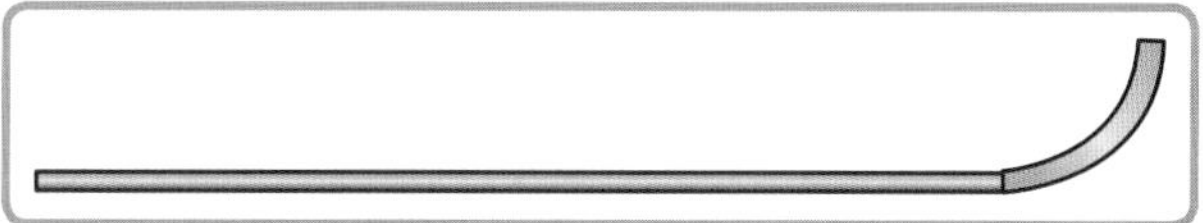

ピールアウェイイントロデューサー

(5) あらかじめ，イントロデューサー内にマイクロカテーテル先端を挿入した状態で，イントロデューサーをYコネクタの奥まで差し込み（ハブに当たるまで）マイクロカテーテルを十分に送り込む.

(6) Yコネクタを通過させるときに，デバイスを破損させることがあるので注意する.

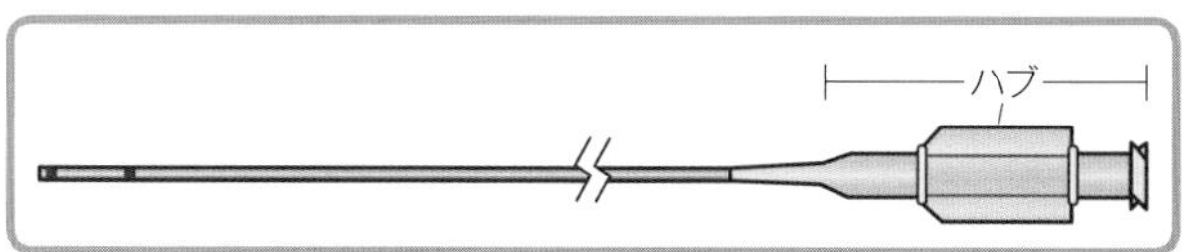

(7) ちなみにハブとは，カテーテルに必ず存在する接続部位のこと.

3 オープンナー付き Y コネクタの構造と使用方法

グッドテック Y コネクタセット（OKAY II タイプ）

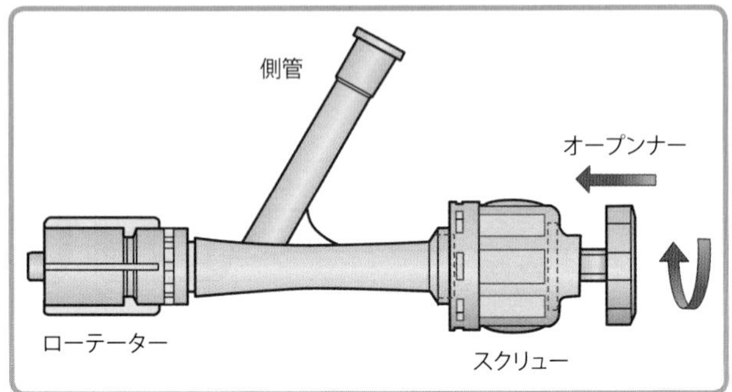

（1）バルブを開閉したまま固定するオープンナーが付属する．
オープンナーを矢印の方向に押し込むとバルブが解放され，戻すと閉じる．

（2）オープンナーを押し込んだ状態で時計回りに回転させると，解放状態でロックされる．

（3）スクリューを時計回りに回転させるとバルブが閉じる．
欠点は値段が高いこと．

4 バルブが 2 か所のもの（トリプルコネクタとよばれる）

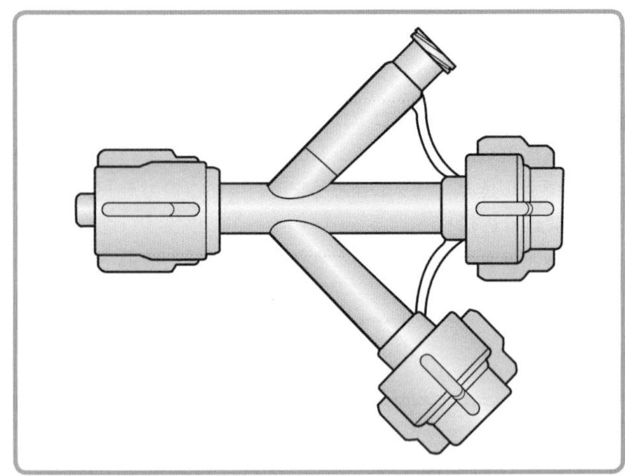

1か所のバルブから，複数のデバイスを挿入することも可能であるが，操作性はバルブが2か所に分かれていたほうがよい．バルーンアシストや，ステントアシストでジェイルテクニックを用いる場合など．

5 Tコネクタ（富士システムズ）

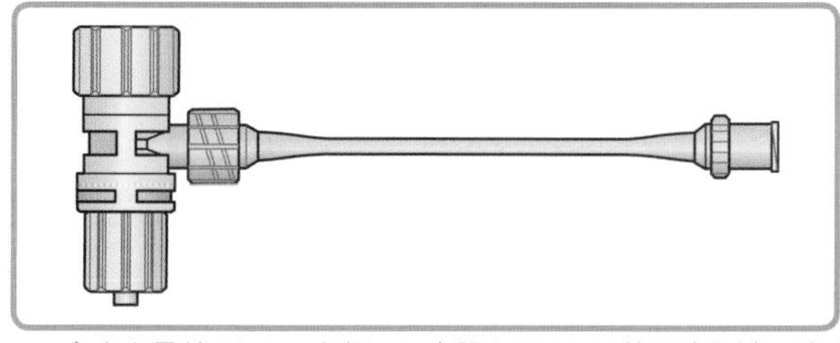

コネクタ長が41 mmと短い．中間カテーテル使用時など，デバイスの有効長に少しでも余裕をもたせることができる．

n）三方活栓

三方活栓も，多種多様である．

(1) プラスチックの素材による違い．ポリカーボネート製は無色透明，ポリプロピレン，ポリアミド，ポリスルホン製はやや白濁している．

(2) 視認性を優先すれば，ポリカーボネート製となるが，ポリカーボネートはリピオドールで破損する．

(3) カテーテルハブとの接続部にも種類がある．ルアーロックナットがない製品のほうが視認性はよい．

(4) ハブと三方活栓の接続部の段差にマイクロバブルが必ず残るので，視認性がよいことは重要である．製品全体に段差が少ないものがよい．

(5) 耐圧性の確認も必要．

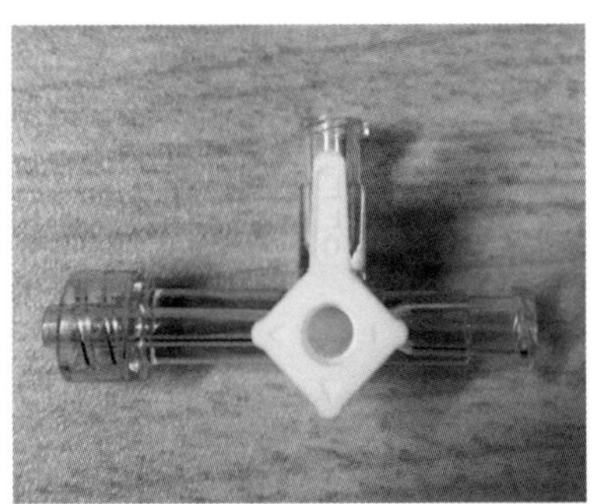

Marquis® Stopcock 200 psi（メリットメディカル・ジャパン）

o）止血弁

おもに診断造影時に，三方活栓に接続し，ガイドワイヤー使用時の血液逆流を防ぐ．

テルモ　ラジフォーカス® 止血弁 II

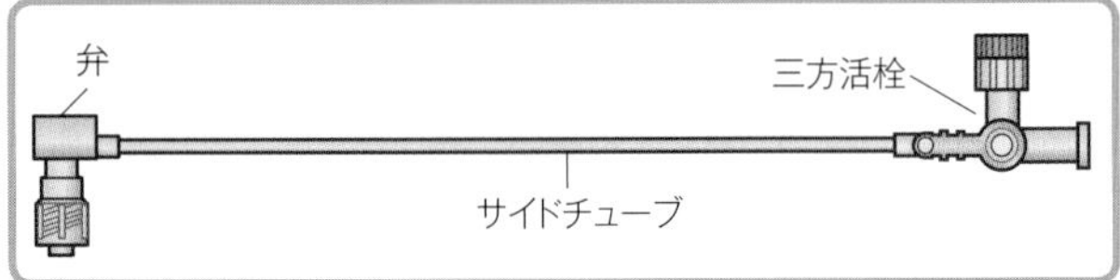

p）止血に使用する機材

血管壁の外側に止血材料を留置する吸収性局所止血剤と，糸で縫合するタイプがある．

1 アンジオシール（テルモ）

1）特徴

(1) コラーゲン使用吸収性局所止血材（最大 90 日で吸収される）．

(2) 大腿動脈穿刺部止血デバイス．

(3) 大腿動脈穿刺部の血管壁を内側･外側から挟み込むことで止血．

2）サイズ

(1) 6Fr モデル（5 ～ 6Fr シース適応）

(2) 8Fr モデル（7 ～ 8Fr シース適応）

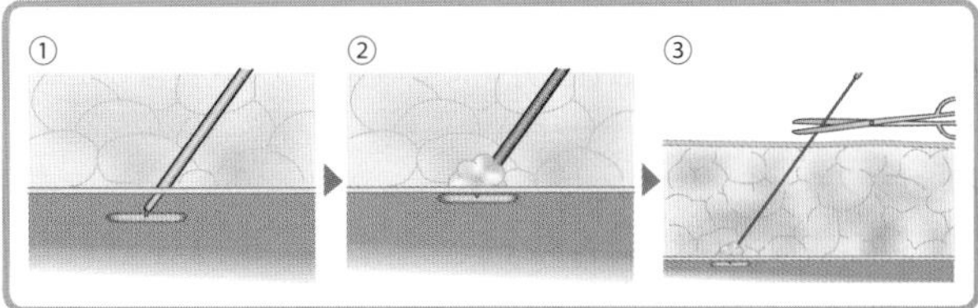

3）使用方法

（1）シースにガイドワイヤーを挿入．

（2）シース抜去，アセンブリ（インサートシース，ロケーター）挿入．

（3）アセンブリを適切な位置に留置．

（4）ロケーターとガイドワイヤーをインサートシースから抜去．

（5）本体をインサートシースに挿入し，ロック．

（6）本体とインサートシースを引く（アンカーが血管壁内側にかかる）．（上図①）

（7）本体とインサートシースを抜去（コラーゲンスポンジが血管壁外側に留置）．

（8）タンパーチューブでコラーゲンスポンジを進め，押し固める．（上図②）

（9）スーチャーに軽くテンションをかけて，皮下でスーチャーを切断する．（上図③）

4）注意点

（1）穿刺部位周辺の造影が必要．下記の場合は使用できない．

①大腿動脈内径が 4 mm 未満．

②穿刺部位が浅大腿動脈，深大腿動脈，分岐部．

③穿刺部の 2 cm 以内に狭窄がある．

④穿刺部に血腫，動静脈瘻，偽動脈瘤，高度石灰化，グラフトがある．

（2）アンジオシールで止血後 90 日以内に同一部位を再穿刺する場合には，前回の穿刺部より 1 cm 中枢側を穿刺．

2 エクソシール（コーディスジャパン）

1）特徴

（1）吸収性局所止血剤（90 日以内に吸収される）．

(2) 大腿動脈穿刺部止血デバイス.
(3) 大腿動脈穿刺部の血管壁外側に吸収性プラグを留置し止血する.

2) サイズ

(1) 5Fr, 6Fr, 7Fr 用がある.
(2) 使用シースと同一サイズの製品を選択する.

3) 使用方法

添付文書参照.

4) 注意点

アンジオシールの「4) 注意点」▶p.73 参照.

3 パークローズ (Proglide;アボットジャパン)

1) 特徴

(1) 非吸収性縫合糸セット.
(2) 大腿動脈穿刺部止血デバイス.
(3) 糸付きの針がデバイスに内蔵されており, 穿刺部血管を縫合し止血する.

2) サイズ

5 ～ 8Fr に対応.

3) 使用方法

(1) シースにガイドワイヤーを挿入.
(2) シースを抜去し, 本体を挿入.
(3) ガイドワイヤーポートが皮膚表面を通過する前にガイドワイヤーを抜去.
(4) マーカーチューブからの逆血が確認できるまで本体を進める.
(5) レバーをあげてフットを展開.
(6) 本体を引き戻してフットを動脈壁に密着させる.
(7) プランジャーを押してニードルを展開.
(8) プランジャーとニードルを本体から引き抜く.
(9) スーチャーに沿ってノットを押し進める.
(10) 皮下でスーチャーを切断.

4) 注意点

*穿刺部位周辺の造影が必要. 下記の場合は使用できない.
①大腿動脈内径が 5 mm 未満.
その他はアンギオシールと同様.

② 48 時間以内に同側穿刺部位に圧迫止血を行った症例.

4 止血機材を使用した場合の合併症

「止血不全, 感染, 局所的な血管壁傷害, 輸血を必要とする出血, 仮性動脈瘤, 血腫, 動静脈瘻, コラーゲン, スーチャー, アンカーに対するアレルギー反応（炎症等), 塞栓症, 血栓症, 動脈の狭窄 / 閉塞　など」(添付文書より抜粋).

5 看護の要点

①上記合併症が起こりうるため, 穿刺部の状態や発熱, 血管の触知状態を確認する.

②止血デバイスが使用されたことを患者に伝える.

③退院時には以下の説明を行う.

- 患部の痛みが 1 週間程度持続すること.
- 過度の出血, 下肢もしくは鼠径部の腫脹 / 疼痛, 感染の徴候(発赤 / 腫張 / 膿 / 熱感 / 発熱 / 冷感 / 創傷の治癒不良）が認められた場合, 主治医に相談すること.
- 手技から 1 週間以内もしくは創部が治癒するまでは, 重いものを持ちあげないこと.

q）用手圧迫止血機材

1 鼠径部圧迫帯ヒラタ式（メディコスヒラタ）

1）目的

大腿動脈穿刺部圧迫止血用のベルト.

2）準備

(1) シース抜去後, 用手圧迫にて止血を確認.

(2) 用手圧迫の時間は, 10 分から 15 分であるが, デバイスの太さ, 併用薬剤の効果（特にヘパリンの効果残存）によって, 延長する. 30 分から 1 時間を必要とすることもある.

(3) 止血確認後, 絆創膏を穿刺部に貼る.

(4) 圧迫枕子（白十字；アンギオ止血綿 直径 30 mm × 長さ 60 mm など）を動脈の走行に添うように置き, テープで固定する.

(5) 止血綿の上に 5 枚程度の畳んだガーゼを載せ, ヒラタ式ベルトを巻く.

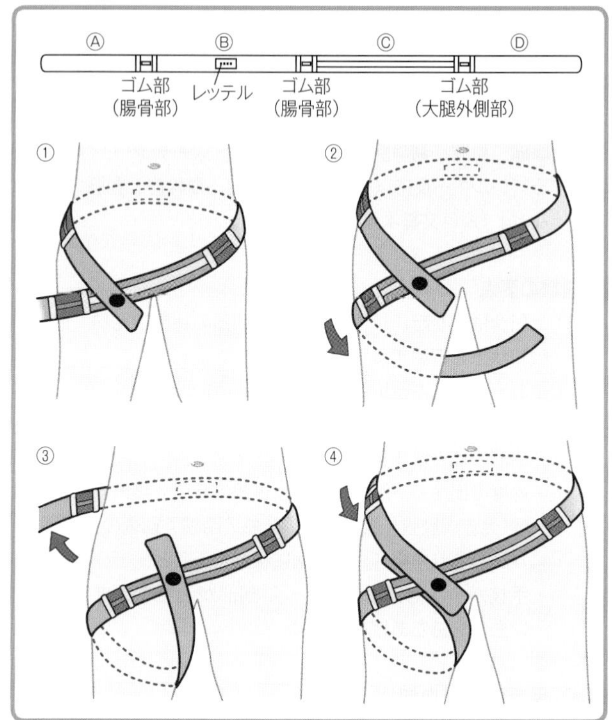

右穿刺時

3）使用方法

（1）右鼠径の場合

Bのレッテル（背部皮膚面と書かれている）部位が，①の図のように上下逆にならずに背中に位置することが重要．図②③④の順にベルトを巻く．マジックテープで固定されるが，上手く固定できない場合，どこかでベルトが捻れているか，裏返しになっているので確認する．

（2）左鼠径の場合

Bのレッテルの文字が，<u>上下逆</u>になるように背中に挿入すると，図を反転させた手順で左鼠径部の圧迫ができる．

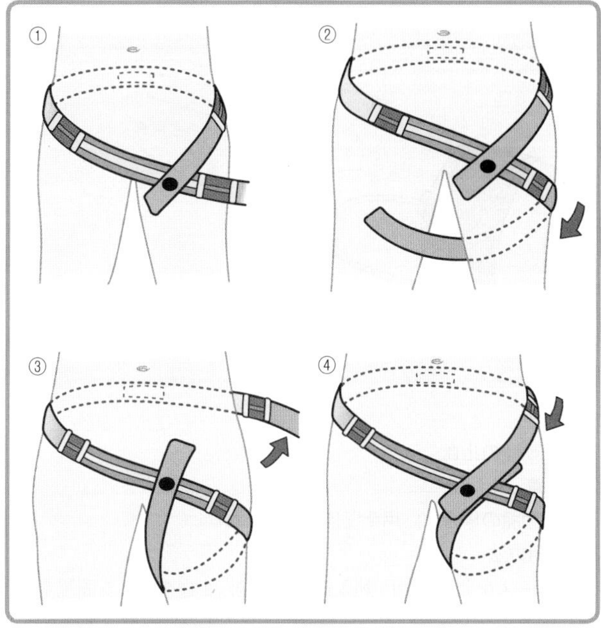

左穿刺時

4）看護の要点

①穿刺部位の出血，腫脹，痛み，下肢の変色，足背動脈，後脛骨動脈の触知状態を観察する．

②圧迫解除の時間は，使用したシースの太さで変わる．著者らは，1Frで1時間と決めている．つまり4Frは4時間，6Frは6時間．

③圧迫解除後も翌朝までは最小限の歩行に留める．

④翌日等に，痛みとともに鼠径部が腫大した場合は，仮性動脈瘤の形成が疑われる．血管エコーを行えば診断がつく．

2 TRバンド（テルモ）

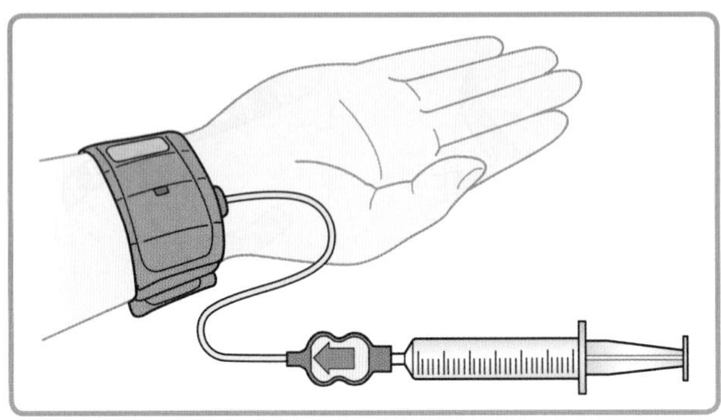

1）目的

橈骨動脈の止血.

2）準備

橈骨動脈の場合は，用手圧迫止血は行わない.

3）使用方法

（1）シースを2～3 cm刺入部から抜き，止血ベルトを固定する.

（2）緑色マーカーが施入部位の直上に来るように位置を調整する.

（3）専用の注射器で空気を注入し，シースを抜去する.

（4）血液が漏れてこない最小量でよい.

（5）13 mL程度のことが多い．18 mL以上は注入しない.

4）看護の要点

（1）終了時の空気注入量を確認する.

（2）穿刺部位の出血，腫脹，痛み，手指の変色を観察する.

（3）30分後2 mL脱気，さらに30分後2 mL脱気.

（4）脱気し出血が起こった場合は，脱気した2 mLを戻し，30分後に再び2 mL脱気する.

（5）4Frは3時間，5Frは4時間，6Frは5時間で完全に脱気しTRバンドを除去する.

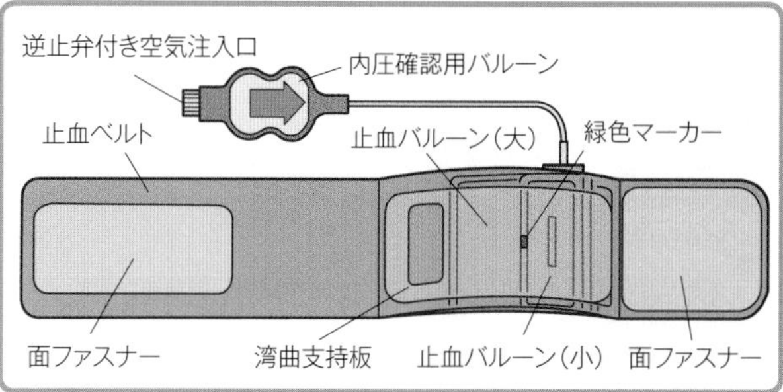

3 アダプティ（メディキット）

1）目的

橈骨動脈の止血.

2）準備

橈骨動脈の場合は，用手圧迫止血は行わない.

3）使用方法

4）看護の要点

(1) ベルトを巻いた時間と，除去予定時間の記載を確認する.
(2) 穿刺部位の出血，腫脹，痛み，手指の変色を観察する.
(3) 30 分後ベルトを少し緩める.
(4) 4Fr は 3 時間，5Fr は 4 時間，6Fr は 5 時間でベルトを除去する.

4 弾力包帯

1）目的

上腕動脈の止血.

2）準備

(1) 用手圧迫止血を行う.
(2) 圧迫時間は 10 分程度.
(3) 止血確認後，穿刺部位に絆創膏を付け，小型の止血綿を置き，ずれないようにテープで固定.
(4) 5 枚程度の折り畳みガーゼを重ねる.

3）使用方法

(1) 弾力包帯を巻き，少しずつ圧迫を強くしていく.
(2) 強く巻きすぎないように注意が必要.

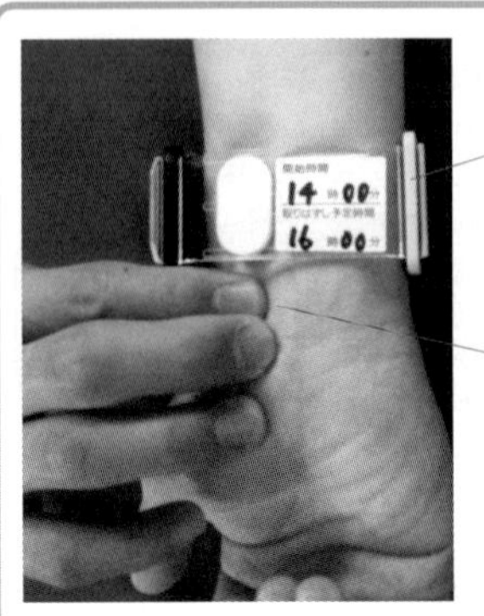

橈骨動脈経由血管造影時の固定
①プレートと手首が平行になるように固定.
②プレートにパッドがついているため穿刺部にパッドをしっかりあてる.

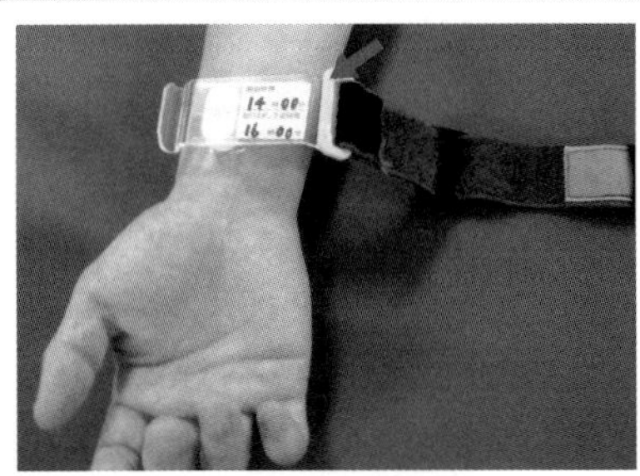

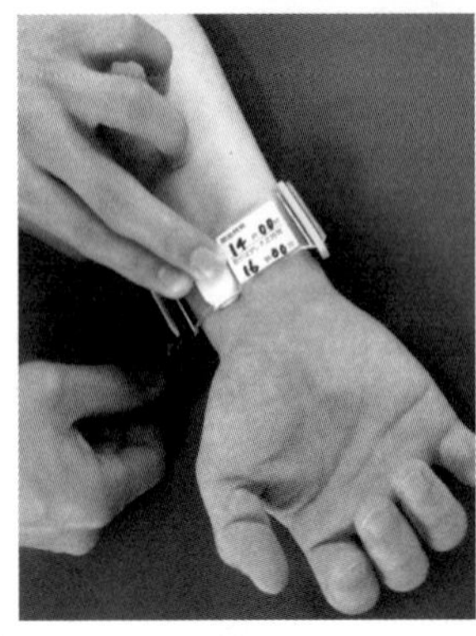

アダプティの固定方法

途中で，橈骨動脈の拍動を確認し，微弱にならないように巻いていく．

4）看護の要点

（1）穿刺部位の出血，腫脹，痛み，手指の痺れ，変色を観察する．

（2）30 分後弾力包帯を巻き直すが，このときも強く巻きすぎないように注意する．

（3）4Fr は 3 時間後に弾力包帯を除去する．

5 ゼメックス止血システム（とめ太くん；ゼオンメディカル）

1）目的

（1）橈骨動脈，上腕動脈，大腿動脈用のシステムが存在．

（2）ここでは上腕動脈用（橈骨動脈兼用）について説明する．

2）準備

用手圧迫は行わない．

3）使用方法

（1）シースを 2 ～ 3 cm 抜き，止血バッグを肘に巻きつけるが，このときに固定版中央の円の中心に穿刺部位が来るようにセットする．

（2）専用の加圧器（未滅菌，繰り返し使用）を接続し，収縮期血圧よりも高値まで加圧しシースを抜去する．

（3）参考となるプロトコールは**次頁表**のごとくであるが，併用薬剤やシース径に応じて変更する必要がある．

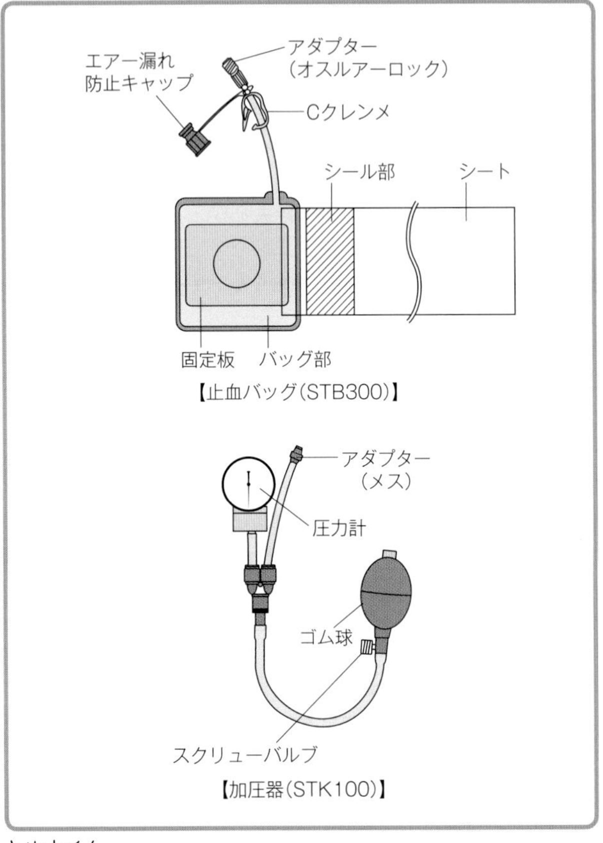

とめ太くん

プロトコール例

	設定圧	時間
初期加圧	収縮期圧＋ 10 ～ 20 mmHg（末梢側動脈が触れない程度の加圧）	3 ～ 15 分
第 2 期減圧	収縮期圧と拡張期圧の中間圧（末梢側動脈の拍動が触れ始める程度の圧）	15 ～ 60 分
第 3 期減圧	拡張期圧～ 10 mmHg	15 ～ 60 分
第 4 期減圧	10 ～ 20 mmHg（→二次止血開始）	適宜解除

4）看護の要点

（1）穿刺部位の出血，腫脹，痛み，手指の痺れ，変色を観察する．

（2）決められたプロトコールに沿って減圧する．

6 トライセル（アライアンス・メディカル・グループ）

1）使用目的

（1）用手圧迫時間の短縮．

（2）あくまでも補助的な製品である．

2）使用方法

生食を数滴かけた後，穿刺部にあてて用手圧迫．

3）止血原理

（1）アルギン酸カルシウム含有止血パッドである．

（2）生食を加えるとパッド内からカルシウムイオンが放出され，凝固が活性化される．

MEMO

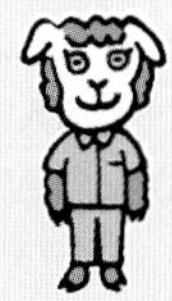

③ 血管内治療に関係する薬剤と血液検査

a）点滴，注射

1 ヘパリン

1）一般名ほか

(1) ヘパリンナトリウム注射液 / 血液凝固阻止薬.

(2) 5,000 単位 /5 mL．1 万単位 /10 mL.

2）使用目的

(1) 血栓塞栓性合併症の予防.

(2) 脳血管内治療を行うときは，必須の薬剤.

3）使用方法

(1) 投与前に必ず活性化凝固時間（ACT）値を測定（**ここは押さえよう！：ACT 測定のポイント** ▶p.95 参照).

(2) ACT 値が投与前の 2 ～ 2.5 倍以上または 250 ～ 300 秒以上になるよう調整.

4）投与量

(1) 体重 10 kg あたり 1,000 単位投与.

(2) 60 分ごとに 1,000 ～ 2,000 単位追加.

例）体重 60 kg の場合，初回投与量は 6,000 単位.
初回投与後に，60 分のタイマーをセットし，追加投与したら再びタイマーをセットする.

MEMO

著者の経験では，時間を記録したり，ストップウォッチを押し 60 分たったら知らせようとすると，気がついたら時間が過ぎていることが多い．タイマーをセットしましょう.

5）投与のタイミング

(1) 動脈穿刺後 7 分以上経過し，穿刺部に腫脹などの異常がないことを確認後に投与する．5 分以上経過後に ACT をチェック．著者らは，ガイディングカテーテル留置後，マイクロカテーテル挿入前にチェックしている.

(2) 破裂急性期の動脈瘤の場合は，マイクロカテーテル挿入の直前にヘパリンを投与する.

6）中和剤

プロタミン硫酸塩.

7）注意点

（1）アンチトロンビン（AT）III 依存性に抗凝固作用を発揮．AT III 活性が低値（60% 以下）の場合はヘパリンが効かない可能性があり，術前に血液検査で確認.

（2）ACT 延長が不十分の場合はアルガトロバン（スロンノン®，ノバスタン®）への代替を検討.

（3）ヘパリン起因性血小板減少症（HIT）に注意（下記**ここは押さえよう！：ヘパリン起因性血小板減少症（HIT）II 型** 参照）.

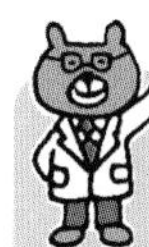

ここは押さえよう！　ヘパリン起因性血小板減少症（HIT）II 型*

＊I 型は 48 ～ 72 時間後に発症，軽度，無症候，治療不要，非免疫性，一時的なもので，数日で回復する.

❶概　要

ヘパリンに対する抗体が関与，生命に危険が及ぶ重大な合併症.

❷経過および診断

（1）ヘパリン投与後 5 ～ 10 日目に起こる急激な血小板減少．術後の血小板数のモニタリングが重要.

（2）前回のヘパリン使用から 100 日，特に 30 日以内のヘパリン再静注後 1 日以内に，血栓症，皮膚壊死，急性全身反応を起こす.

（3）脳血管内治療中に，留置したデバイスに急激な血栓形成をきたす場合がある.

（4）出血ではなく，血栓性の合併症が主体である.

（5）HIT 抗体（PF4- ヘパリン複合体抗体）の検出

❸治　療

（1）HIT と診断したら，ただちにすべての種類のヘパリンを完全に中止.

（2）生化学検査の結果を待つことなく，迅速に治療を開始する.
アルガトロバン，ダナパロイドが治療の選択肢になる.
ワルファリンは血小板数が正常化するまで使用しない.

参考文献

・Ahmed I, *et al.* : Heparin induced thrombocytopenia : diagnosis and management update. *Postgrad Med J* 2007 ; **83** : 575-582.

2 プロタミン硫酸塩

1）一般名ほか

（1）プロタミン硫酸塩.

（2）ヘパリン拮抗薬.

（3）100 mg/10 mL.

2）使用目的

ヘパリンの中和.

3）投与量

（1）ヘパリン 1,000 単位に対してプロタミン 10 mg（1 mL）が目安であるが，経過時間を必ず考慮し，単純に加算した総量に対して投与してはいけない.

1 回の使用量は 50 mg を超えない.

（2）緊急事態でなければ必ず ACT 値を測定して投与量を決定.

投与量の例（目安）

ACT	300	250	200	150
プロタミン(mg)	50	40	30	20

（3）投与速度

目安は 10 分間で点滴静注.

例）プロタミン 30 mg ＋生食 50 mL/10 分間

4）注意点

（1）出血性合併症（脳動脈瘤の術中破裂など）をきたした場合，迅速に投与する必要があるため，必ず室内に準備し，保管場所を確認しておく.

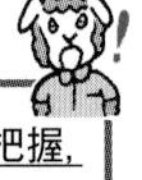

注意！

指示されて慌てて探すのではなく，常に保管場所を把握，在庫も確認しておく.

（2）1 回の使用量は 50 mg を超えない.

（3）急速投与により呼吸困難，血圧低下，徐脈などの症状が出現することがあるため，生食で希釈するなどして，10 分かけて点滴する.

3 アルガトロバン

1）一般名ほか

（1）アルガトロバン水和物

（2）抗トロンビン薬

（3）10 mg/1 管

2）使用目的

（1）ヘパリンの代替

先天性アンチトロンビン III 欠乏患者.

ヘパリン起因性血小板減少症（HIT）II 型.

（2）術後抗凝固療法

3）投与量

（1）脳血栓症

①初めの 2 日間は，6 管 60 mg を 24 時間持続点滴.

②その後の 5 日間は 1 回 1 管を 1 日朝夕 2 回，1 回 3 時間かけて点滴.

（2）ヘパリンの代替

①ヘパリン起因性血小板減少症（HIT）II 型（発症リスクのある場合を含む）における経皮的冠インターベンション施行時の血液の凝固防止に使用する場合に準じて，投与を行う.

②本剤を 0.1 mg/kg を 3 ～ 5 分かけて静脈内投与し，術後 4 時間まで 6 μg/kg/ 分を目安に静脈内持続投与する．術中は ACT でモニタリングを行う.

4）脳血管内治療での使用

（1）術後抗凝固療法が必要な場合に，ヘパリン持続投与の代替に使用する.

（2）CAS 後や，ステントを使用した動脈瘤塞栓術後，頭蓋内血管拡張術後など，術中に血栓形成が認められた場合.

4 オザグレルナトリウム

1）一般名ほか

（1）オザグレルナトリウム

（2）トロンボキサン合成酵素阻害薬

（3）20 mg，40 mg，80 mg

2）使用目的

（1）くも膜下出血後の脳血管攣縮およびこれに伴う虚血症状の改善

(2) 脳血栓症（急性期）に伴う運動障害の改善

3）投与量

(1) くも膜下出血後の脳血管攣縮およびこれに伴う虚血症状の改善
　80 mg を 24 時間持続投与.

(2) 脳血栓症（急性期）に伴う運動障害の改善
　1 回量 80 mg を 2 時間かけて，1 日 2 回投与.

4）血管内治療での使用

術中血栓形成時.

5 エダラボン（ラジカット）

1）一般名ほか

(1) エダラボン点滴静注 30 mg/ 点滴静注液 30 mg バッグ

(2) 脳保護薬（フリーラジカルスカベンジャー）

2）使用目的

脳梗塞急性期における脳保護

3）投与量

(1) 1 回 30 分，1 日 2 回点滴静注.

(2) 24 時間以内に投与開始 . 投与期間は 14 日以内.

4）注意点

腎機能障害を有する場合は使用不可.

5）血管内治療での使用

(1) 血栓回収療法実施時.

(2) 術中の脳虚血が予測される場合.

(3) 血栓塞栓性合併症発生時.

6 ファスジル塩酸塩（エリル®）

1）一般名ほか

(1) ファスジル塩酸塩水和物

(2) 蛋白リン酸化酵素阻害薬

2）使用目的

くも膜下出血後の脳血管攣縮およびこれに伴う脳虚血症状の改善.

3）通常の投与方法

(1) 1 回 30 mg，1 日 2 ～ 3 回 30 分かけて点滴静注.

(2) 早期に投与開始．投与期間は 14 日以内.

4）血管内治療での使用

（1）脳血管攣縮に対する，動脈内投与.

（2）ファスジル塩酸塩 30 mg/2 mL ＋生理食塩液 18 mL.

（3）シリンジポンプを用いて 15 分間でマイクロカテーテルから動脈内投与.

b）内服薬

1 アスピリン

1）薬効分類

（1）抗血小板薬（COX 阻害薬）.

（2）血小板凝集を促進させる TXA_2（トロンボキサン A_2）は COX（シクロオキシゲナーゼ）により生成される．COX を阻害し血小板凝集を抑える.

（3）モニタリング：VerifyNow ARU

2）効能・効果

下記疾患における血栓・塞栓形成の予防.

狭心症，心筋梗塞，虚血性脳血管障害（TIA，脳梗塞）.

3）用法および用量

（1）通常量：アスピリンとして 100 mg を 1 日 1 回経口投与 300 mg まで増量可能.

（2）予定手術の場合：1 週間前から投与開始.

（3）緊急脳血管内治療でステントを併用する場合：負荷投与（ローディングドーズ）を行う.

（4）300 mg を経口投与，麻酔下であれば粉砕し経管投与する．15 分で効果が得られる.

4）副作用

出血傾向，消化性潰瘍，喘息発作.

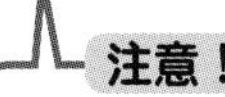

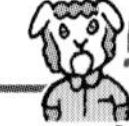

抗凝固薬，抗血小板薬，血栓溶解剤との併用で作用が増長されるおそれがある.

2 クロピドグレル硫酸塩

1）薬効分類

（1）抗血小板薬.

クロピドグレル硫酸塩の活性代謝物がアデニル酸シクラーゼを活性化し，血小板内のcAMPを増加させることにより血小板凝集を抑制する.

（2）モニタリング：VerifyNow PRU

2）効能・効果

（1）虚血性脳血管障害（心原性脳塞栓症を除く）後の再発抑制.

（2）経皮的冠動脈形成術（PCI）が適用される虚血性心疾患.

3）用法および用量

（1）クロピドグレル75 mgを1日1回経口投与.

（2）年齢，体重，症状によりクロピドグレル50 mgを1日1回経口投与.

（3）予定手術の場合，1週間前から投与開始.

（4）緊急脳血管内治療でステントを併用する場合，負荷投与（ローディングドーズ）を行う.

（5）300 mgを経口投与，麻酔下であれば粉砕し経管投与する.

（6）非心原性虚血性脳疾患でも300 mgのローディングが認められている.

4）副作用

出血傾向，消化性潰瘍，肝機能障害，血栓性血小板減少性紫斑病.

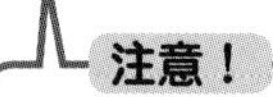

注意！

抗凝固薬，抗血小板薬，血栓溶解剤との併用で作用が増長されるおそれがある.
オメプラゾールの併用で作用減弱のおそれ.

3 プラスグレル塩酸塩（エフィエント®）

1）薬効分類

抗血小板薬.

プロドラッグで，生体内で活性代謝物に変換され，血小板膜上のADP受容体P2Y12を選択的かつ非可逆的に阻害することで血小板凝集を抑制する.

2）効能・効果

2021 年 12 月「虚血性脳血管障害後の再発抑制」が追加され，脳血管障害に使用可能となっている.

3）用法 / 用量 / 注意事項

（1）投与開始日にプラスグレルとして 20 mg を 1 日 1 回経口投与し，その後，維持用量として 1 日 1 回 3.75mg を経口投与する（5日間程度投与されている場合は，ローディングは不要）.

（2）アスピリンと併用する.

4 シロスタゾール

1）薬効分類

抗血小板薬.

ホスホジエステラーゼ III（cGMP-inhibited PDE）活性を選択的に阻害し，血小板および血管平滑筋細胞内の cAMP を上昇させる. cAMP の上昇が血小板凝集抑制や血管平滑筋の弛緩に作用する.

2）効能・効果

（1）慢性動脈閉塞に基づく潰瘍，疼痛および冷感等の虚血性諸症状の改善.

（2）脳梗塞（心原性脳塞栓症を除く）発症後の再発抑制.

3）用法および用量

シロスタゾールとして 1 回 100 mg を 1 日 2 回経口投与.

4）副作用

うっ血性心不全，心筋梗塞，狭心症，心室頻拍，出血，胃潰瘍，頭痛.

5 ワルファリンカリウム錠

1）薬効分類

経口抗凝固薬.

ビタミン K 作用に拮抗し肝臓におけるビタミン K 依存性血液凝固因子の生合成を抑制して抗凝固効果及び抗血栓効果を発揮する. また，本薬によって血中に遊離する PIVKA（protein induced by vitamin K absence or antagonist：プロトロンビン前駆体）が増加することにより抗凝固作用および血栓形成抑制作用をもつ.

2）効能・効果

血栓塞栓症（静脈血栓症，心筋梗塞症，肺塞栓症，脳塞栓症，緩

徐に進行する脳血栓症等）の治療および予防.

3）用法および用量

（1）初回投与量はワルファリンカリウムとして，通常 1 ～ 5 mg，1 日 1 回.

（2）維持量の決定には INR（international normalized ratio）を用いる.

（3）拮抗薬：ビタミン K

4）副作用

（1）出血，皮膚壊死，カルシフィラキシス，肝機能障害.

（2）薬剤併用による作用増強.

（3）鎮痛薬，抗生物質，抗結核薬，抗真菌薬，化学療法薬，痛風治療薬，抗腫瘍薬など，多種の薬剤によって作用が増強し，出血を起こすリスクがある.

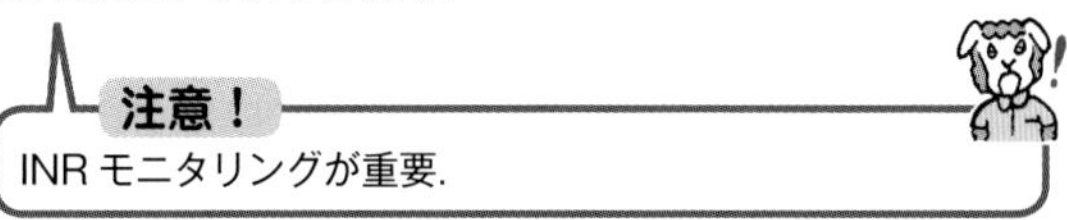

MEMO

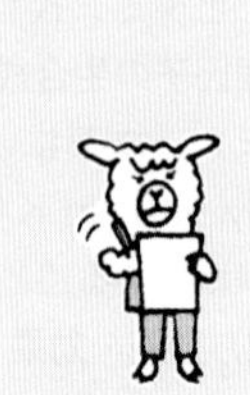

6 DOAC（direct oral anticoagulants）

非弁膜性心房細動における脳梗塞予防

商品名	一般名	作用機序	用法	用量	減量基準	禁忌
イグザレルト	リバーロキサバン	第Xa因子阻害	1日1回	15 mg/10 mg	CLcr 30〜49 mL/分	CLcr 15未満
エリキュース	アピキサバン	第Xa因子阻害	1日2回	5 mg/2.5 mg	CLcr 30〜49 mL/分，80歳以上，体重60 kg以下，2つ以上該当	CLcr 15未満
リクシアナ	エドキサバン	第Xa因子阻害	1日1回	60 mg/30 mg	CLcr 30〜49 mL/分，体重60 kg以下	CLcr 15未満
プラザキサ	ダビガトラン	直接トロンビン阻害剤	1日2回	150 mg/115 mg	CLcr 30〜49 mL/分，70歳以上	CLcr 30未満

（CLcr：creatinine clearance）

c) ACT (activated clotting time) 測定用器具

1 血液凝固計：ヘモクロン レスポンス (ITC)

1) 使用方法

(1) 検体 (血液 2 mL) をシリンジに取る.

(2) 専用テストチューブに入れる.

(3) スタートボタンを押す.

(4) ゆっくりとテストチューブを撹拌.

(5) 本体にテストチューブをセット.

2) 原理

(1) 血液がテストチューブに入り, 活性剤と混合されてから凝固するまでの秒数をカウントしている.

(2) テストチューブに検体を入れると同時にスタートボタンを押さないと, 時間が短縮する.

2 アクタライク MINI II (ヘレナラボラトリー)

1) 使用方法

ヘモクロンと同じ.

2) 原理

ヘモクロンと同じ.

3 ヘモクロン Jr シグニチャー+(プラス)(ITC)

1) 微量血液凝固計

2) 使用方法

血液 (1 滴) を専用カートリッジに入れて使用する.

3) ヘモクロン シグニチャーエリート (ITC)

ヘモクロン Jr シグニチャー+の上位機種, バーコードスキャナで ID 管理が可能.

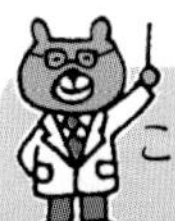

ここは押さえよう！　ACT 測定のポイント

（1）血液が凝固するまでの時間を測定している.
正常値は 100 ～ 130 秒前後.
（2）ヘパリン以外の要因でも延長する.
抗凝固薬，抗血小板薬の内服でも延長する.
少量でもヘパリンが混入していたり，生食で希釈されている場合でも延長する.
（3）ヘパリンの効果判定には，ACT の前値が重要！
ヘパリン投与の指示が出て，ACT 測定がなされていなければ，その旨を必ず伝える.
（4）テストチューブの攪拌は 10 秒程度ゆっくり行えば十分.
（5）値が予想とずれていたり，著しく延長していたら，再測定する.

d）VerifyNow（アイ・エル・ジャパン）

1 使用目的

血小板機能の測定，抗血小板薬の効果判定.

2 使用方法

（1）採血した検体を専用のアッセイデバイスに入れる.
（2）本体にセット.

3 判　定

（1）クロピドグレルは P2Y12 reaction units（PRU）で，アスピリンは aspirin reaction units（ARU）で効果判定を行う.
（2）数値が小さいほど効果があると解釈される.
（3）アスピリンは ARU 550 未満で効果ありと判定．PRU の治療域は 95 ～ 208（欧米での指標）であり，230 または 240 以上で抵抗性と判断.
（4）PRU 60 未満で出血性合併症が増えるという報告がある．適正な値については今後の検討課題である.

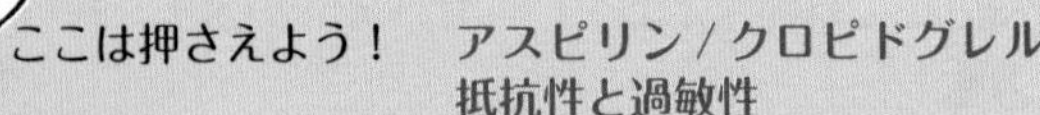

ここは押さえよう！　アスピリン/クロピドグレル抵抗性と過敏性

抗血小板薬に抵抗性（resistance）または過敏性（hyper-response）を示す症例が存在することがわかっており，その効果判定にVerifyNowの有用性が報告されている．

PRU > 240で血栓塞栓性合併症が増加し，PRU < 60で出血性合併症が増加することが報告されている．

クロピドグレル過敏性を示す症例では皮下出血がみられることがある．外傷などの誘因がない皮下出血が出現した場合はクロピドグレル過敏性を疑う必要がある．

参考文献

1) Delgado Almandoz JE, et al.：Last-recorded P2Y12 reaction units value is strongly associated with thromboembolic and hemorrhagic complications occurring up to 6 months after treatment in patients with cerebral aneurysms treated with the pipeline embolization device. *AJNR Am J Neuroradiol* 2014；**35**：128-135.

MEMO

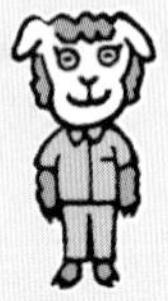

4　脳・脊髄血管造影検査

～造影検査ってどんな検査？～

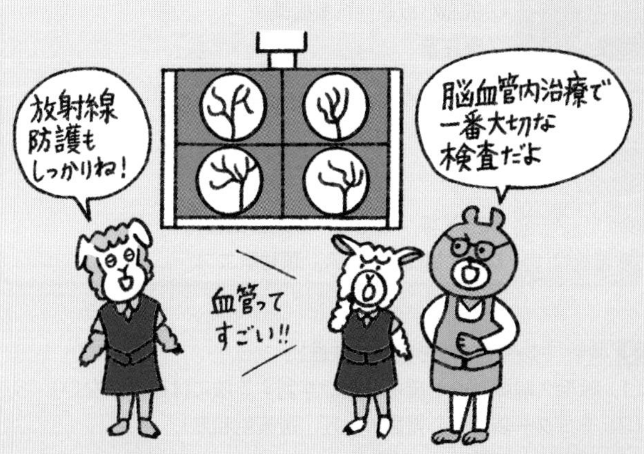

① 脳血管造影検査

a）大腿動脈経由

1 大腿動脈経由の利点

(1) 内頚動脈，椎骨動脈の選択性が良好，下肢造影を含めアクセスルートが確認可能.
(2) 脳血管内治療時のシミュレーションになる.
(3) 穿刺部トラブルが少ない.

2 検査前チェック項目（すべての脳血管造影検査に共通）

問診	①アレルギー疾患 過去に造影剤でアレルギーを起こしていないか ②喘息 ③腎疾患，心疾患，アクセスルートに関する治療歴
内服薬	①糖尿病治療薬の確認と該当する薬剤の一時中止 ビグアナイド系糖尿病薬（メトホルミン塩酸塩，ブホルミン塩酸塩） 頻度は低いが重篤な乳酸アシドーシスを引き起こす ②抗血小板薬，抗凝固薬 ③降圧薬
血液データ	腎機能（クレアチニン，GFR） 電解質 感染症
検査データ	胸部X線，心電図，穿刺部血管エコー MRI，MRA，CTA，頚動脈エコー

3 準備（すべての造影検査に共通）

(1) 除毛 / 静脈ルート確保（動脈穿刺する肢には確保しない).
(2) モニター装着（心電図，血圧，酸素飽和度).
(3) 酸素投与（鎮静に備え).

4 使用器具

(1) 4Fr シース：腸骨動脈の屈曲が強いときにはロングシース.
(2) 100 cm 造影カテーテル：JB1，JB2，Headhunter，Simmons.
(3) 0.035 inch ガイドワイヤー.

5 止　血

用手圧迫 10 分．止血ベルト固定 4 時間（4Fr シース使用時）.

6 検査の合併症（すべての脳血管造影検査に共通）

軽度のアレルギー症状	皮膚の痒み，発赤，膨隆疹（遅発性に生じることもある） 悪心・嘔吐，頭痛，冷や汗 軽度のアレルギー症状が重症化の予兆の場合がある
重度のアレルギー症状	呼吸困難，喘息発作 血圧低下 アナフィラキシーショック
神経症状	脳梗塞による症状 一過性半盲，一過性健忘
穿刺部の症状	血腫形成，変色，硬結 偽性動脈瘤（圧迫解除後に，突然有痛性拍動性腫瘤が出現する） 血管閉塞による末梢血管の虚血（変色，疼痛，血管の触知不良）
コレステロール塞栓症	大動脈の粥腫が流出することで生じる 下肢趾先の変色（網目状，紫） 多臓器不全，腎機能障害
血液データの異常	腎機能障害 貧血，血小板数の減少 肝機能障害

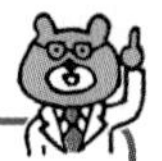

POINT
血管造影に使う手袋はノンパウダータイプにする
→粉が造影剤や生食に混入すると危険なため.

b）上腕動脈経由

1 大腿動脈経由との違い

（1）右内頸動脈，右椎骨動脈は選択造影可能.

（2）左内頸動脈，左椎骨動脈は選択造影が困難で，左総頸動脈，左鎖骨下動脈からの造影となる.

（3）基本手技は比較的容易である.

2 使用器具

（1）カテーテル：Simmons 型，80 cm.
左椎骨動脈選択用に曲がりの先が長い Simmons もある.

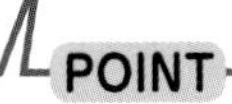

カテーテル挿入時，Simmons 型は先端の形状が伸ばされて進んでいくため，大動脈弓部や大動脈弁部でカテーテル先端を反転させる必要がある.

（2）ガイドワイヤー：先端形状は J.

3 止　血

（1）用手圧迫 10 分.

（2）弾力包帯 4 時間，15 分経ったら一度緩めに巻き直す.

4 合併症

（1）正中神経障害.

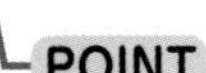

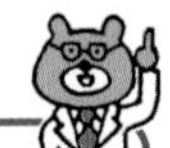

正中神経障害は，血管造影のみならず，動脈採血でも生じることがある．早期対応が重要なので，痛みやしびれを過小評価しない.

（2）皮下出血：前腕全体が変色することもある.

（3）仮性動脈瘤.

(4) 血管攣縮による痛み：若年者，特に女性は要注意.
(5) 脳梗塞.

c）橈骨動脈経由

1 特　徴

(1) 穿刺部合併症では正中神経障害を起こさない.
(2) 止血が容易で，広範な皮下血腫を起こしにくい.
(3) 5Fr shuttle シースを使えば動脈瘤塞栓術や CAS も可能.
(4) 橈骨動脈遠位（distal radial artery）を穿刺する方法も行われている.

2 使用器具

(1) テルモ M コートシース（ラジフォーカス イントロデューサーII H）
4，5，6 Fr があり各 250 mm 長を選択するとシース先端が上腕動脈まで達するため，カテーテルを通過させるときに容易となる．M コートは親水性ポリマーコーティングのことで抜去困難になりにくい.
(2) メディキットスーパーシース(スリット付き)：4～7Fr がある.
専用の薬剤注入用オブチュレーターを使用するとスリットから薬剤が注入可能.
止血帯プレート（プラスチック性透明板）がセットに入っている.
(3) カテーテル：Simmons 型，100 cm.
(4) ガイドワイヤー：先端形状は J.

3 止　血

(1) M コートシースは TR バンド（テルモ）を使用し空気圧で圧迫止血を行う．▶p.78 参照.
(2) メディキットスーパーシースは専用の止血帯プレートと止血帯（アダプティ）▶p.79 で圧迫する：3 時間後解除.
(3) ヘパリン化していてもカテーテルの抜去が可能．上記器具を使用すれば用手圧迫は不要.

4 合併症と対策

(1) 血管攣縮による抜去困難→薬剤注入用オブチュレーターをシースにセットし，ニトログリセリン 1 mg を生食 5 mL 程度で希釈し注入する．若年者は特に注意が必要．

(2) 橈骨動脈閉塞→術前 Allen テストを行って側副血行を確認しておくこと．

(3) 脳梗塞．

MEMO

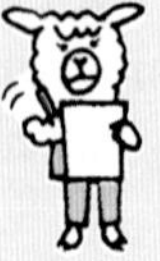

② 脊髄血管造影検査

1 目 的

脊髄動静脈奇形，脊髄硬膜動静脈瘻の診断.

2 特 徴

（1）脊髄栄養血管は，神経根に沿った根動脈すべてから出ている可能性がある.
　　そのため神経根に対応した血管を調べる必要があり数が多い.

（2）multidetector CT（MDCT）は，血管構築を把握できる.
　　CTA を行い，流入血管を把握できると大幅な時間短縮になる.

（3）MRI ミエログラフィーのコロナル像も有用.

3 脊髄神経根を栄養する血管

頚椎	外頚動脈（後頭動脈，上行咽頭動脈） 上行頚動脈，椎骨動脈，肋頚動脈
上位胸椎　T1-T5	肋頚動脈，最上肋間動脈
下位胸椎　T6-T12	肋間動脈（各椎体に対応）
腰椎　L1-L4	腰動脈（各椎体に対応）
腰椎ー仙椎　L5-S5	腸腰動脈，正中仙骨動脈，外側仙骨動脈

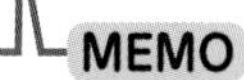

● Adamkiewicz（アダムキュービッツ）動脈
前脊髄動脈を分岐する太い根髄動脈である．第 9 肋間動脈～第 2 腰動脈の 1 本から分岐することが多い.

4 撮影の実際

（1）第 8 胸椎の椎体横背部に金属のマーカーを貼っておく.

（2）腸内ガスが貯留しないようにする（浣腸）.

（3）大腿動脈経由で行う.

（4）上位頚椎は，通常の脳血管造影カテーテルを使用する.
　　肋間動脈，腰動脈は大動脈から直接血管が分岐するため，クックメディカルジャパン製 HS1，HS2 を使用する.
5Fr で先端がテーパーしている sidewinder 型（各社）を使用することもある.

(5) カテーテル先端部分を血管にはめ込む感じで，用手撮影する.

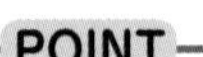

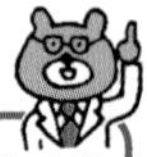

POINT
撮影する数が多いので，前述血管名，椎体番号，左右を書いた表を作ってチェックすると混乱しにくい.

(6) ピッグテイル型を使用し大動脈から全体撮影する場合もある.

MEMO

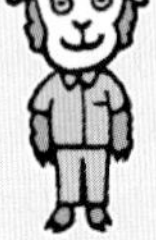

③ 造影剤と放射線防護

a）造影剤

脳血管撮影に使用する造影剤．非イオン性尿路・血管造影剤．

ヨード濃度 300 mg/mL：ラベルに 150，300，370 と記載されている．300 であることを確認．

副作用の多くは造影剤注入直後から 30 分以内に出現する．

1 アナフィラキシーショック

(1) 造影剤の用量に依存しない，わずかな用量でも起こりうる．

(2) 症状：気管支攣縮，気道狭窄，急激な血圧低下．

(3) 治療が遅れれば死亡することもある．

(4) 薬剤，器具を準備し，迅速に対応できる体制を整える．

2 容量に依存する副作用

(1) 腎機能障害，熱感，悪心，血管痛，血圧低下，不整脈などは造影剤の物理・化学的性質が影響する．

(2) 高浸透圧による副作用は，使用する造影剤の種類の変更（低濃度，低浸透圧のものへ）や注入量，注入速度の変更により軽減することが可能である．

3 遅発型副作用

造影剤注入の 1 時間後程度～数日以降に遅発型副作用が起こることがある．症状は軽いものが多く治療を必要とするものは少ないが，ごくまれにアナフィラキシー様反応など重篤な副作用が遅れて出る場合があるため，患者の変化に注意が必要である．

4 ビグアナイド系経口血糖降下薬の併用禁止

(1) ヨード剤との併用で重篤な乳酸アシドーシスを起こすことがある．

(2) 頻度は低いが，発生すると重篤化する．

(3) 造影剤使前にチェックを行い，確実に中止さえすれば回避できる．

b）放射線防護

（1）脳血管内治療では脳血管造影検査に比べてＸ線透視時間，撮影回数ともに多くなり，被曝が増大する．

（2）医師，コメディカルは自身の被曝低減にも配慮が必要である．

1 放射線の発生源

（1）血管造影室内のＸ線は直接線，散乱線，漏洩線などが混在する．

（2）スタッフの被曝に最も影響があるのは散乱線．

（3）散乱線の発生源は，ほとんどが被写体（患者の頭部）である．

2 被曝低減

被曝低減では時間，距離，遮蔽の３つが重要である．

1）時間（被曝の機会）を減らす

（1）血管撮影室内で不要にとどまらず，なるべく退室する．

（2）DSAは透視の10～20倍ほどの線量となるため，特に退室すべきである．

2）距離をとる

（1）Ｘ線は距離の逆二乗（距離２倍で線量1/4）で線量が減少する．

（2）散乱線は空気でも減弱するため，距離をとることはさらに有効．

（3）患者の頭部と距離をとるように作業場所や動線を検討する．

3）遮蔽する

（1）看護師は術中に背中を向けた作業が必要な場合がある．
プロテクターはエプロン型ではなく背面も覆うコート型を使用し，正面からだけでなく側面，背面からの被曝も低減させる．

（2）甲状腺の防護．

（3）防護カーテンなどは積極的に利用する．
Ｘ線防護用衝立はなるべく患者の頭部近くに設置する．

（4）Ｘ線防護用衝立ではおおむね90％程度，プロテクターでは90～99％程度被曝低減が可能．

3 使用するＸ線線量を減らす

使用するＸ線線量を減らすことは患者，スタッフともに被曝低減に有効だが，画質の低下と隣り合わせである．

④ その他の検査

a) CT/CTA/CTP

1) CT

(1) 脳を含めた全身検索が可能．COVID-19に対するスクリーニングで頭部と同時に胸部CTで肺炎像を確認できる．

(2) くも膜下出血の診断．Fisher Group：出血の拡がりを分類．

(3) early CT sign：早期の虚血性変化を検出．
皮髄境界の不鮮明化（脳表における皮質と髄質のコントラストが低下する）．
閉塞血管の高信号．
ASPECTS：CTを用いて脳梗塞の範囲を点数化し，再開通療法の治療適応などを検討する．病変なしが10点で，病変の範囲から減点していく．

2) CTA（CT angiography）

(1) 脳血管を含めた全身血管の評価．

(2) 脳動脈瘤クリッピング術後の経過観察にも有用．

(3) コイル塞栓術後の評価：以前は金属アーチファクトのため，評価困難であったが，最新の装置では金属アーチファクトの軽減により術後評価が可能になっている．

(4) 頭蓋内から大腿まで一度に撮影することもできる．

(5) 単純CTに引き続き実施し，血管閉塞部を確認可能．

CTAの実際（自動注入機が使用される）

使用造影剤	ヨード濃度　350/370
テスト注入（行わない場合もある）	10 mL注入からスキャンのタイミングを測る
造影剤注入量	60～70 mL
注入速度	4～4.5 mL/秒
生理食塩水	20 mL　ルート内や上腕静脈内の造影剤を押し流す

3）CTP（CT perfusion）

（1）造影剤を使用し脳灌流画像を作成する．

（2）血管閉塞部位の血流低下の程度，範囲を評価する．

（3）再開通療法などの血行再建術の適応を検討するために有効．

CTP の実際（自動吸入機を使用，CTA と同じ）

使用造影剤	ヨード濃度　350/370
造影剤注入量	30 mL
注入速度	5 mL/ 秒
生理食塩水	20 mL　ルート内や上腕静脈内の造影剤を押し流す

4）CTA/CTP 実施時の注意点

（1）全身が熱くなることを告知しておく．

（2）造影剤が漏れないように注意．

（3）圧センサーをベニューラ針の先端付近の皮膚に貼り付ける．

（4）造影剤アレルギーの出現に注意．

b）MRI（DWI，FLAIR，T2＊），MRA/MRP

1 MRI（DWI，T2＊）

1）DWI（拡散強調画像）

（1）急性期脳梗塞の評価に有用．急性期病変が早期に高信号（白）に変化する．最も早期の段階で脳梗塞を検出できる．

（2）ASPECTS-DWI（ASPECTS ＋ W）を用いて脳梗塞の範囲を点数化し，脳梗塞急性期の治療適応などを検討する．病変なしが 11 点で，病変の範囲から減点していく．

2）FLAIR（フレア）

髄液は低信号．急性期の脳梗塞は高信号（白）に変化する．

3）T2＊（T2 スター）

（1）脳内出血，微小脳出血（microbleeds）の検出に有用．

（2）脳梗塞においては，閉塞血管内の血栓が認められることがある．

（3）硬膜動静脈瘻では血流うっ滞の評価も可能．

2 MRA

（1）脳血管の評価.

（2）造影剤なしで撮影でき，血管を調べるにあたって最も低侵襲な検査.

（3）脳動脈瘤コイル塞栓術後の経過観察にも有用.

（4）クリッピング術後の評価はアーチファクトのため，困難.

3 MRP（MR perfusion）

（1）脳灌流画像であり，脳血流が低下している部位などがわかる.

（2）DWI と比較し，diffusion-perfusion ミスマッチを検出.

（3）通常，造影剤を用いて検査するが，造影剤を用いない検査法（arterial spin labeling：ASL）もある.

4 black-blood

（1）頚動脈の動脈硬化性病変の性状評価に用いる.

（2）脂質成分が多いか少ないか，ソフトプラークかどうかを判断.

（3）CAS を予定する場合，重要な評価法となる.

5 ケア時の注意点

（1）MRI 室内への金属の持ち込みは禁忌．検査前，入室前に確認が必要.

（2）検査中は状態の観察が難しいため，必要時には MRI 対応のモニターを装着.

c）SPECT

1 検査目的

（1）安静時脳血流測定（REST）.
負荷をかけない状態での脳血流を測定する.

（2）アセタゾラミド（ダイアモックス®）負荷：血管反応性を評価.
脳の血管は脳血流量を一定に保つため，拡張，収縮を自動で行っている。血管が詰まって血流が低下すると血管は拡張して流れをよくしようとする．アセタゾラミドを投与すると，正常な血管は拡張し脳血流量が増加するが，既に拡張している血流低下部位は脳血流量の増加が制限される．これを血管反応性の評価（予備能の評価）とよんでいる.

使用する核種	特徴
^{123}I-IMP	軽度の血流低下も検出可能 定量化が可能（動脈採血が必要）
^{99m}Tc-HM-PAO	緊急検査に対応 注入後時間をおいてからの測定が可能 バルーン閉塞試験に使用される
^{99m}Tc-ECD	緊急検査に対応

2 脳血管内治療における SPECT 検査

（1）脳梗塞急性期，血行再建術（CAS など）の周術期．
術後過還流症候群の術前予測や，術後に実際に過還流が生じていないか評価する．

（2）バルーン閉塞試験．

SPECT による血行力学的脳虚血の重症度評価（Powers らの分類）

血行力学的脳虚血	安静時脳血流量	脳循環予備能
Stage 0		30% 以上
Stage I	正常平均値の 80% 以上 or 10 ～ 30%	
Stage II	正常平均値の 80% 未満 and 10% 未満	

注意！
Stage II（脳循環予備能の低下かつ安静時脳血流量の低下）の症例では，CAS 術後に過灌流症候群を生じる可能性が高く，要注意．

3 ケア時の注意点

放射性同位元素（RI）を用いる検査であり，SPECT 検査後，患者の体内には RI が残存している．

そのため SPECT 検査後に脳血管撮影を行う場合等には，血液の管理に注意（IMP-SPECT で定量化する場合等に動脈採血を行う）．

d）頚動脈エコー

1 検査目的

（1）頚部頚動脈狭窄症のスクリーニング，精査，経過観察．
低侵襲で，繰り返しの検査が可能．

（2）B モードによる断層評価．

（3）ドップラーによる速度評価．

2 評価項目

1）表面性状

（1）表面平滑．

（2）壁不整．

（3）潰瘍（2 mm 以上の陥凹）．

（4）可動性プラーク．

2）プラーク性状評価

超音波輝度をもとに頚動脈プラークの性状を評価．

輝度	性状
高輝度	石灰化
等輝度	線維性組織
低輝度	脂質，血腫（ハイリスクな所見）

3）狭窄度

（1）狭窄部の直径．

（2）狭窄部の断面積．

（3）狭窄部の最大収縮期血流速度
（peak systolic velocity：PSV）．

PSV（cm/sec）	狭窄率
＞150	50% 以上
＞200	70% 以上

e）TCD（trans cranial doppler）：経頭蓋ドップラー検査

頭蓋骨の外から頭蓋内血管の流速を測定する.

主に，側頭骨の薄い部位から中大脳動脈などの血流を測定する.

２つの目的で使用する.

1）塞栓子の検出

（1）HITS（high intensity transient signal）とよばれる波形の検出.

（2）微小塞栓をとらえている.

（3）頸動脈狭窄症や，CAS 中の塞栓の飛散を確認するのに使用される.

（4）ESUS（塞栓源不明の脳塞栓症）の診断にも用いられる.

2）脳血管攣縮の検出

（1）くも膜下出血後の脳血管攣縮の検出に使用する.

（2）連日検査を行い，変化を観察する.

（3）急激な変化や，PSV が 200 cm/ 秒以上の場合は注意が必要である.

MEMO

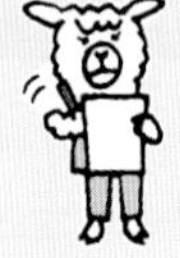

5　脳動脈瘤の治療

～デバイスの特徴を理解しよう～

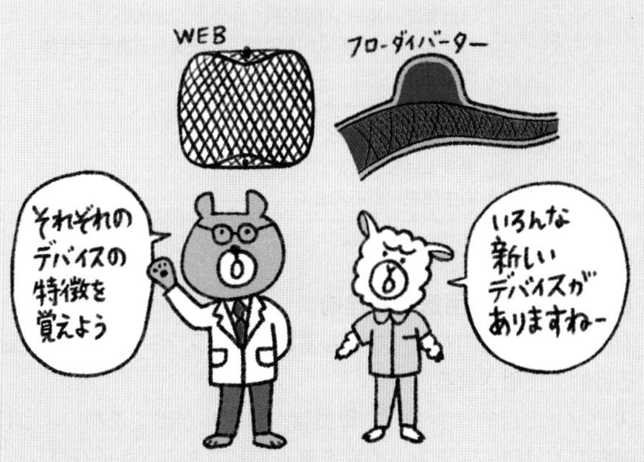

① 概要　脳動脈治療のおさらい

a）瘤内塞栓術

動脈瘤内部に塞栓材料を詰め込む方法.

動脈瘤内部を塞栓物質で埋めることで, 内部への血流を遮断する.

コイルが一般的（コイル塞栓術）.

新規承認されたWeb（適応症例は限定的）.

コイル塞栓術のテクニック

テクニック	概要	適応
シンプル	1本のマイクロカテーテルを使用 最も単純な方法 カテーテルの動きによって, コイルの挿入をコントロールする	ネックが狭い 球形 アクセスルートの屈曲が強く複数のデバイス挿入が困難 末梢部
ダブルカテーテル	2本のマイクロカテーテルを使用 それぞれのマイクロカテーテルの位置を工夫して, コイルを挿入する 1本目のコイルを切断する前に2本目を挿入し, 安定しているか確認できる	ネックが広い 多房性 小型動脈瘤の一部
バルーンアシスト	母血管でバルーンを拡張し, コイルの母血管への逸脱を防ぐ マイクロカテーテルが抜けにくくなり, コイルの塞栓率を上げられる 術中破裂に対応できる	ネックが広い 動脈瘤から血管が分枝

b）ステント併用瘤内塞栓術

治療の主体は瘤内塞栓（コイル塞栓）で, ステントはこれを補助する目的で使用される.

ステントの目的はおもに, 母血管へコイルが出てこないように, 動脈瘤の入り口にステントの網を渡すことである（ネックブリッジステント）.

術前から抗血小板薬２剤併用が必要（バイスピリン 100 mg，クロピドグレル 75 mg）.

ステント併用瘤内塞栓術のテクニック

テクニック	概要
ジェイル Jail	動脈瘤内にマイクロカテーテルを先に挿入し，母血管にステントを展開する マイクロカテーテルは，ステントの外側（動脈瘤内に閉じ込められる）に位置するため，コイルはステントの外側（動脈瘤内）に留置される
セミジェイル Semi-Jail	完全にステントを展開すると，マイクロカテーテルが固定されるので，ステントを部分展開しておき，コイルをある程度留置した後に完全に展開する 解離性動脈瘤でも行われる リシースできないステント（Neuroform®）では不可
トランスセル Trans-cell	ステントの網目をセルとよぶ ステントを展開した後に，マイクロカテーテルをステントの内腔側からセルを通過して動脈瘤内挿入する セルが狭いとマイクロカテーテルを通過させにくい マイクロカテーテルやガイドワイヤーの操作でステントが移動するリスクがある
塞栓術後ステント レスキューステント Jack-up ステント	コイル塞栓術を行い，次にステントを留置する バルーンアシストコイル塞栓術後にバルーンからステントを留置する コイル塞栓術後に，逸脱したコイルを押さえ込むために使用する
マルチプルステント	複数のステントを組みあわせて使用する 脳底動脈瘤などで行う "Y" ステント 前交通動脈瘤などで行う "X" ステント 重ねて留置するオーバーラッピング / テレスコーピング

c）フローダイバーター（Flow diverter：FD）

非常に細かいメッシュ状のステントを血管内に留置することにより，ステントによって血液の流れを制御し，動脈瘤を血栓化し，血管の再構築をもたらす．

新しいコンセプトの脳動脈瘤治療デバイスである．

フローダイバーターのみで完治できる症例も多いが，コイルを併用すべき症例もある．

d）PAO（parent artery occlusion：母血管閉塞）

母血管を温存して動脈瘤のみを閉塞させる事は理想であるが，現在の器具を用いても困難な症例がある．解離性動脈瘤急性期，巨大動脈瘤では，動脈瘤と血管を閉塞させる場合がある．この場合にはコイルを使用する．バルーン付きガイドカテーテルが選択される．閉塞中の側副路確認のためには，他血管に診断用カテーテルを留置する必要もある．内頚動脈瘤の場合にはバルーン閉塞試験を実施してバイパスの必要性などを評価する．

MEMO

動脈瘤に対する血管内治療には，大きく分けても 4 種類の方法があり，それぞれにいくつものテクニックが存在する．予定手術の内容によって使用するデバイスは異なるので，事前の理解が重要となる．

② おもな使用機材

1）シース / ガイディングシース 4Fr から 9Fr

2）ガイディングカテーテル 6Fr から 9Fr

内腔のサイズを選択する要因

要因	理由	使用例
頚部内頚動脈分岐部以遠の蛇行	サポート力のある中間カテーテルが必要	1）6Fr Shuttle＋TACTIKS 2）7Fr Shuttle＋ASAHI FUBUKI4.2
ダブルカテーテル	内腔 0.07 inch 以上	Chaperon 6Fr
バルーンアシスト	内腔 0.08 inch 程度の余裕	FUBUKI 7Fr
ステントアシスト（Jailテクニック）	ステント留置用のマイクロカテーテルには中間カテーテルが必要 コイル用のマイクロカテーテルも挿入可能	1）7Fr Shuttle＋ASAHI FUBUKI4.2 2）6Fr Accelguide＋セルリアン 4Fr

3）ガイディングシース 挿入時

エクスチェンジ法	通常の 4Fr 診断カテーテル 0.035 ガイドワイヤー 150 or 180 cm 0.035 スティッフ ガイドワイヤー 260 cm
直接選択法	0.035 ガイドワイヤー 180 cm 120 ～ 125 cm ガイディングシースと同サイズのインナーカテーテル

4）DAC（distal access catheter）

目標の近くまで中間カテーテルである DAC を挿入し，マイクロカテーテルの操作性を上げることが重要であることが広く認識されている．

③ 脳動脈瘤治療時に用いられる用語，略語

用語	意味
デタッチ	コイルを切断する
デリバリーワイヤー	コイルを押し出すワイヤー
ストレッチ・アンラベル	コイルが破損し細く伸びた状態，回収不能のリスクがある
スネーキング	マイクロカテーテル内でコイルが波打つ状態 コイル先端に負荷がかかっている コイルに対してマイクロカテーテルが太い
一次コイル径	コイルそのものの太さ．概ね 0.010 から 0.0145
フレーミング	最初のコイルで動脈瘤壁に行きわたるように，ネックがカバーされるように均等な入れ物（籠）を作ること
フィリング	フレーミングされた中にコイルを追加していく過程
フィニッシング	最終段階で，柔らかく短いコイルを挿入する段階
ヘリカルコイル	シンプルな円形が連続する形状
3D コイル	3 次元の形状のついたコイル
リシース	デバイスを引き戻し，元のシースに収納する
塞栓率	動脈瘤の体積に対して，留置したコイル体積の割合 簡単に計算できるアプリも存在する ex）AngioSuite cook

④ コイルとおもな離脱装置 ▶ p.282

a）よく使われるコイルの一覧

会社名	製品名	特徴	離脱方式
日本ストライカー	Target	Standard, Soft, ULTLA, NANO 0.0095-0.011 inch XL 0.014 inch, XX0.017 inch 形状は360, Helical, 3D GDC の系譜	電気離脱 InZone パワーサプライ
日本メドトロニック	Axium	Prime Frame, Axium 3D, Prime 3D, Prime Helix 0.0108 ~ 0.0145 inch 一次径がやや太い	ワイヤー式 インスタント デタッチャー
テルモ	Hyper soft	0.010 inch フィリング，フィニッシング	電気式
	VFC	0.010 ~ 0.014 inch 特殊な形状	
	Hydor コイルシリーズ	親水性ポリマーが含まれ，体内で膨潤する	V-Grip
カネカメディックス	ED coil i-ED coil	Standard, Soft, Extra soft 0.010-0.014 inch	電気式 （対極板あるいは対極針使用）
ジョンソン・エンド・ジョンソン	CERENOVUS SPECTRA		電気式
	MicrusFrame	フレーミング 0.0098 ~ 0.0135 inch	
	Galaxy G3	フィリング 0.0090 ~ 0.012 inch	
	Delta	フィリング フィニッシング 0.0096 ~ 0.015 inch	
メディコス ヒラタ	Smart coil	Standard, Soft, Extrasoft 0.0105 ~ 0.0135 inch	ワイヤー式

メディコスヒラタ	POD system	0.020 inch 母血管閉塞用 現在最も一次径の太いコイル	ワイヤー式
	Ruby coil	0.020 inch 末梢血管用	
センチュリーメディカル	Barricade	Framing, Finishing 0.010 ～ 0.012 inch, 10 mm 以下	電気式 (対極針)

Target XXL, POD system 以外のコイルは，Excelsior XT-17, Headway 17, などのマイクロカテーテルを通過する．

内腔の広いマイクロカテーテルを使用して，0.010 inch 前後の細いコイルを挿入しようとした場合，スネーキングが起こりやすい．また，2 本目以降のコイルをマイクロカテーテルから出し入れした際に，先に離脱したコイルの一部がマイクロカテーテル内に引き込まれロックされる事象も起こり得る．マイクロカテーテルが太すぎる場合のほうが注意を要する．

POINT

コイルの性能は，コイル本体はもちろんであるが，デリバリーワイヤー，デタッチの仕様にも大きく依存している．

b）離脱装置

❶ In Zone 3.0 Detachment System（日本ストライカー）

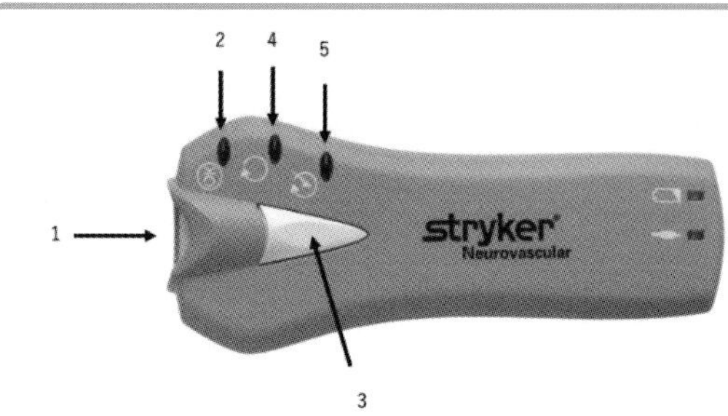

1. デリバリーワイヤー近位端を挿入
2. OK が点灯しビープ音が鳴る（システム準備完了インジゲータ）
3. 離脱ボタンを押す
4. 通電インジゲータが点灯する
5. １回目の通電サイクルで短いビープ音が３回鳴る→コイルが離脱した可能性が高い．

１回目の通電サイクルで長いビープ音が１回鳴る→コイルが離脱されなかった可能性が高い→デリバリーワイヤーを InZone から抜き，２回目の通電サイクルを実施する→２回目はシグナルの種類にかかわらず，離脱している可能性が高い．

〔日本ストライカーより提供〕

❷インスタントデタッチャー（日本メドトロニック）

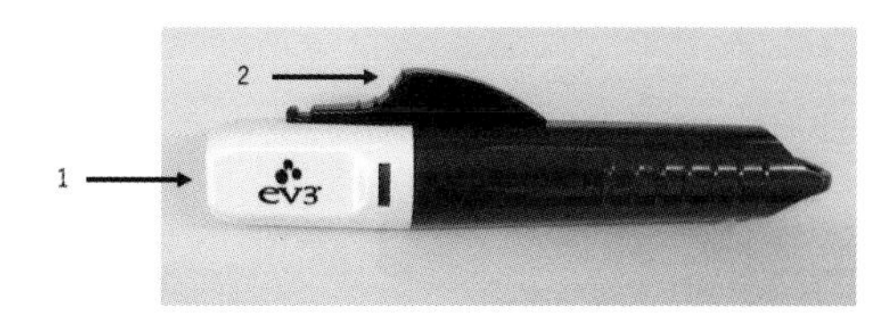

1. デリバリーワイヤー近位端を挿入
2. 親指で，スライドノブを矢印の方向に引くカチッと音がしてコイルが離脱される

〔日本メドトロニックより提供〕

❸ V-Grip（テルモ）

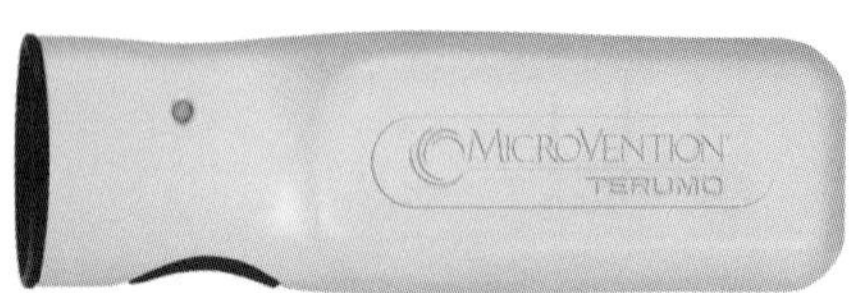

本体の白い絶縁体を引き抜いてから使用.
1. プッシャーカテーテル（中空なのでこのように呼ぶ, デリバリーワイヤー近位端）を挿入
2. 正しく接続されるとブザーが1回鳴り緑色のライトが点滅する.
3. 離脱ボタンを押す
4. ブザーが鳴り緑色のライトが1回点灯し, ブザーが3回鳴り, 黄色ライトが3回点滅し離脱サイクルが完了する.
   離脱サイクルを20回繰り返すと赤色ライトが点灯するので, 新しい物に交換する.

〔テルモより提供〕

❹エレクトロデタッチジェネレーター v4（カネカメディックス）

対極板が必要（対極板不使用時は対極板の代わりに体に注射針を刺して使用する）

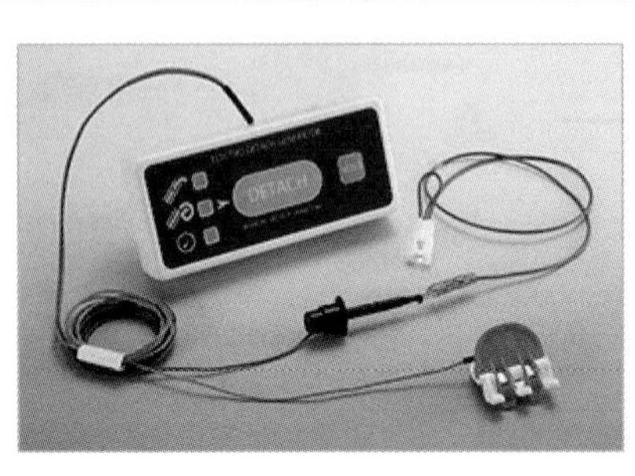

〔カネカメディックスより提供〕

❺ SPECTRA EnPOWER Control Box（ジョンソン・エンド・ジョンソン）

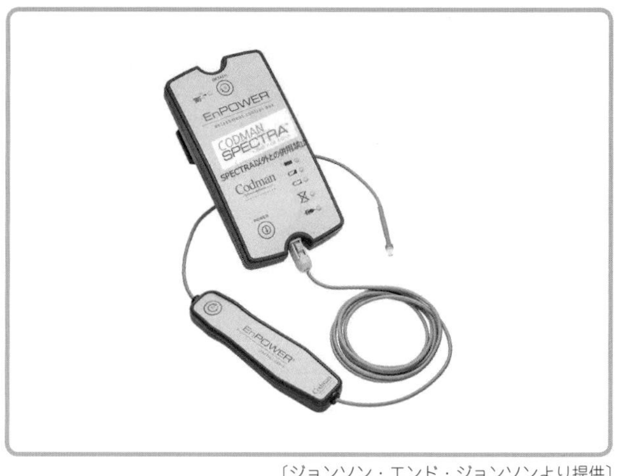

〔ジョンソン・エンド・ジョンソンより提供〕

❻ SMART coil Detachment Handle（メディコスヒラタ）

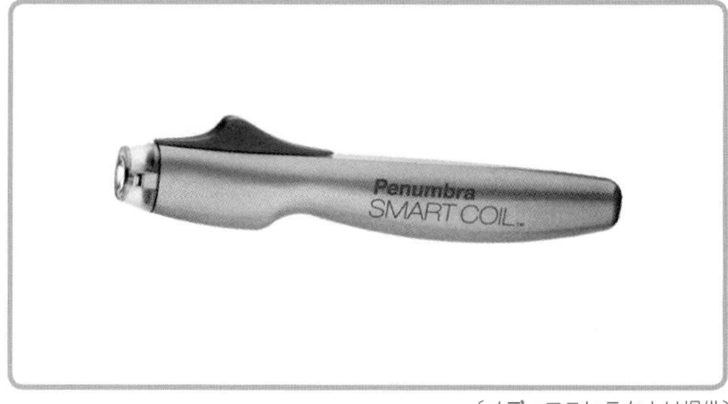

〔メディコスヒラタより提供〕

❼ Barricade coil Detachment controller（センチュリーメディカル）

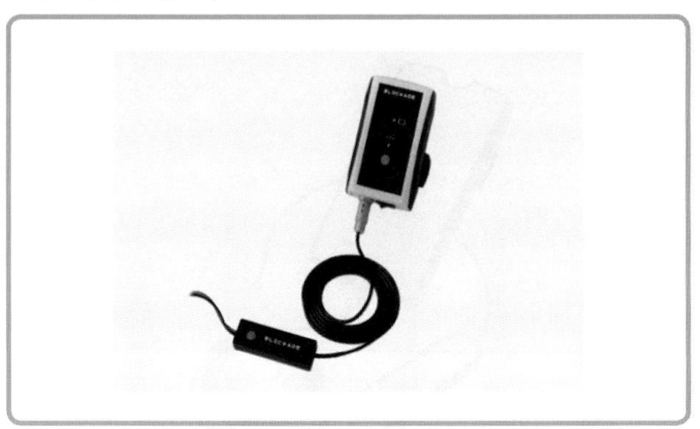

〔センチュリーメディカルより提供〕

MEMO

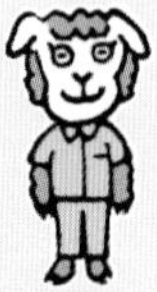

⑤ WEB（テルモ）

1 使用目的

動脈瘤内に留置し，動脈瘤への血液流入を防ぐ.

2 特　徴

ニッケルチタン製（形状記憶合金）の細いワイヤーで構成された網目状の袋.

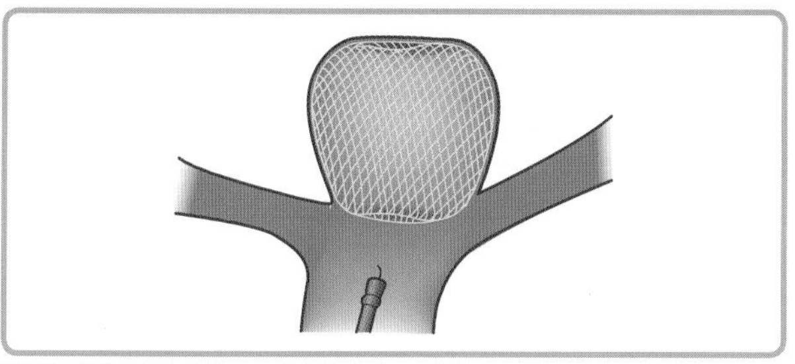

WEB の脳動脈瘤内への留置イメージ図

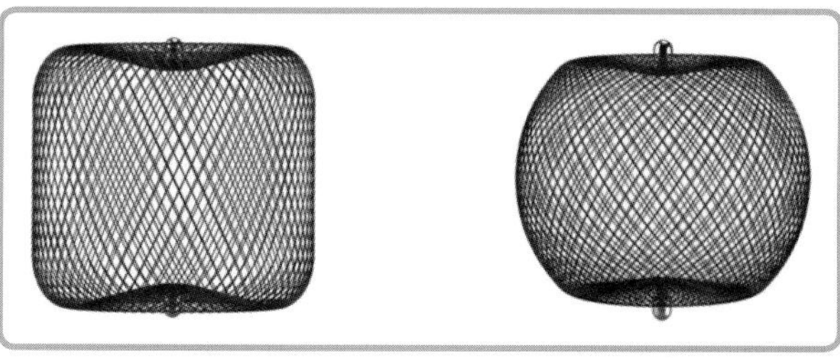

〔テルモより提供〕

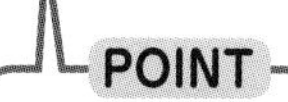

動脈瘤の大きさや形状が WEB と一致している必要がある.

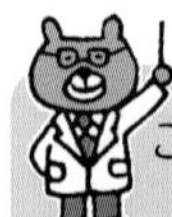

ここは押さえよう！　コイルの種類と選択

本書では，各社のコイル名は，シリーズ名を記載している．シリーズ名の下に，さらに様々な形状，軟らかさがある．

形状はヘリカル，2D，3D，360，コンプレックス，コンパス，コスモスなど書ききれないほどである．

軟らかさも，スタンダード，ソフト，ウルトラソフト，エクストラソフト，ハイパーソフトなど……．

サイズは 1 mm 径から 20 mm 超まで．

長さは 1 cm，1.5 cm，2 cm，3 cm，4 cm，6 cm，8 cm……40 cm，60 cm……．

……膨大な組み合わせである．

結局，術者や施設の好みにより一定の傾向でコイルを選択していくことになる．

MEMO

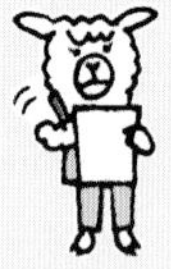

⑥ 脳動脈瘤塞栓術支援用ステント

a) セレノバス エンタープライズ VRD (Cerenovus Enterprise®2)

1 使用目的

コイル塞栓術時のコイル塊の母血管への突出，逸脱を防ぐために使用する.

2 適 応

(1) 動脈瘤最大径：7 mm 以上.
(2) 推奨血管径：2.5 mm 以上 4.0 mm 未満.
(3) ワイドネック：ネック部分が 4 mm 以上またはドーム / ネック比が 2 未満.
(4) 未破裂脳動脈瘤.

3 特 徴

(1) 素材：ニッケル・チタン合金.
(2) クローズドセル.

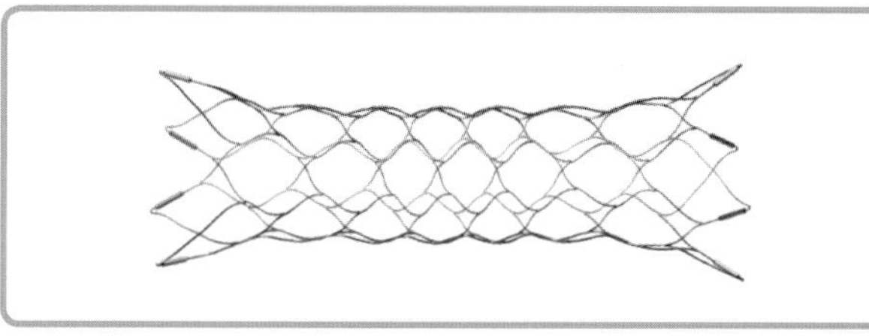

セレノバス エンタープライズ VRD
〔ジョンソン・エンド・ジョンソンより提供〕

ステントの網目を構成する金属が連続し，個々の網目が独立している.

リキャプチャー可能.

トランスセルが可能.

(3) 内腔 0.021 inch のマイクロカテーテルを通過する.

4 サイズ表

拡張後外径 (mm)	拡張前の長さ (mm)	拡張後の長さ (mm)	適用親血管径 (mm)
5.0	16	14	2.5 ～ 4
5.0	23	20	2.5 ～ 4
5.0	30	26	2.5 ～ 4
5.0	39	34	2.5 ～ 4

b) ニューロフォームアトラス (Neuroform Atlas)（日本ストライカー）

1 使用目的

コイル塞栓術時のコイル塊の母血管への突出，逸脱を防ぐ為に使用する.

2 適　応

(1) 動脈瘤最大径 5 mm 以上.
(2) 推奨血管径：2.0 mm 以上 4.5 mm 未満.
(3) ワイドネック：ネック部分が 4 mm 以上またはドーム / ネック比が 2 未満.
(4) 未破裂脳動脈瘤.

3 特　徴

(1) 素材；ニッケル・チタン合金　プラチナ・イリジウム合金.
(2) オープンセル

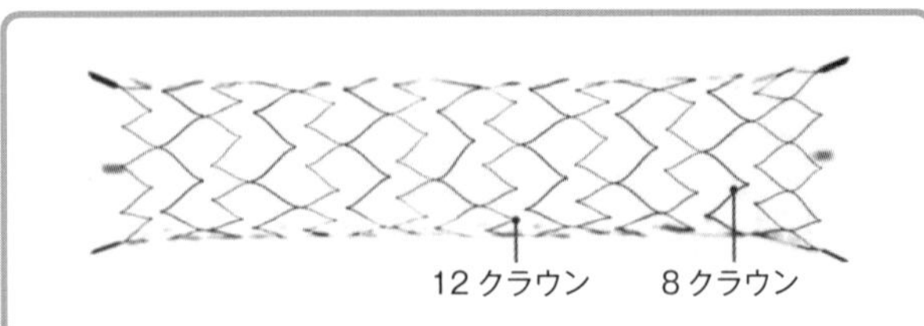

ニューロフォームアトラス　〔日本ストライカーより提供〕

12 クラウンと 8 クラウンが連続し, 4 箇所で接続される構造.
クラウンごとに開き, 血管に密着する.
トランスセルでの治療が可能.
リキャプチャーは不可能.

(3) 内腔 0.017/0.065 inch のマイクロカテーテルを通過する.

通常のコイル塞栓術と同じサイズのマイクロカテーテルが使用できる.

4 サイズ表

ステント径 (mm)	ステント長 (mm)	推奨血管径
3.0	15 (特定出荷製品)	≧ 2.0 mm and < 3.0 mm
3.0	21	≧ 2.0 mm and < 3.0 mm
4.0	21	≧ 3.0 mm and < 4.0 mm
4.5	21	≧ 4.0 mm and ≦ 4.5 mm
4.5	30	≧ 4.0 mm and ≦ 4.5 mm

c) LVIS ステント, LVIS, LVIS Jr (テルモ)

1 使用目的

コイル塞栓術時のコイル塊の母血管への突出, 逸脱を防ぐために使用する.

2 適 応

(1) 動脈瘤最大径 : 5 mm 以上.
(2) 推奨血管径 : 2.0 mm 以上 4.5 mm 未満.
(3) ワイドネック : ネック部分が 4 mm 以上またはドーム / ネック比が 2 未満.
(4) 未破裂脳動脈瘤.

3 特 徴

(1) 素材 ; ニッケル・チタン合金 (ワイヤー) タンタル (タンタルワイヤー, マーカー).
(2) クローズドセル (メッシュ構造).
ステント全長の 75%展開までは, リキャプチャー可能.

注意！

留置前のステント長に対して，血管内留置後は大幅に短縮する．
留置血管の太さによって，ステント長が変化するため，サイズ表をよく見て予測する．

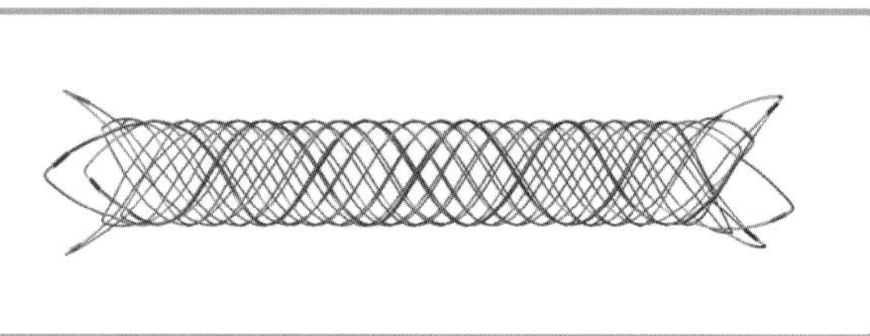

LVIS　〔テルモより提供〕

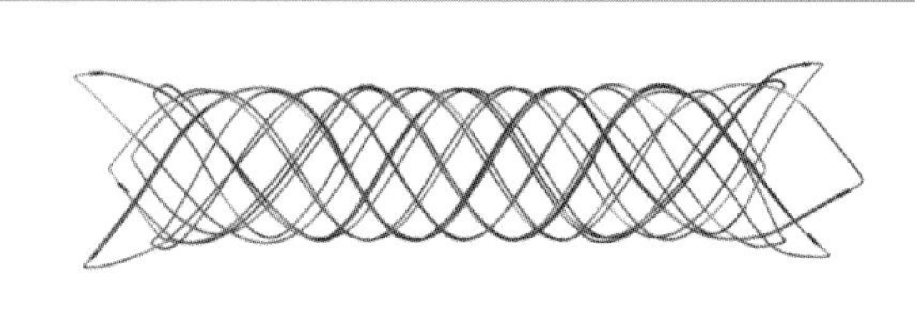

LVIS Jr　〔テルモより提供〕

(3) 適合カテーテル

ステント	内径	マイクロカテーテル
LVIS®	0.021 inch	Headway Plus 21
LVIS®Jr.	0.017 inch	Headway 17

4 サイズ表

LVIS® Jr. 最大解放径×全長(mm)	LVIS® 最大解放径×全長(mm)
2.5 mm × 13, 17, 23, 34	
3.5 mm × 18, 23, 28, 33	3.5 mm × 17, 22
	4.0 mm × 17, 22, 28
	4.5 mm × 18, 23, 32
	5.5 mm × 30, 33

MEMO

最大開放径に留置した時の全長で，最大解放径よりも細い血管にそのまま留置した場合は，ステント長は延長する．しかし，ステント留置時にステントをプッシュすることでステント長を短縮させることが可能である．ステントを屈曲血管に留置する場合，（特に留置血管径が最大解放径よりも細い場合は）展開しにくい場合がある．

d）パルスライダー（Pulse rider)(ジョンソン・エンド・ジョンソン)

1 使用目的

分岐部動脈瘤に対するコイル塞栓術で，コイル塊の母血管への突出，逸脱を防止する．

2 適　応

（1）ワイドネック：ネック部分が 4 mm 以上またはドーム / ネック比が 2 未満．
（2）推奨血管径：2.7 mm 以上 4.5 mm 未満．
（3）分岐部脳動脈瘤．
（4）破裂急性機を除く．

3 特　徴

（1）素材；ニッケル・チタン合金，プラチナ・イリジウム合金，パリレン C，金ハンダ，ステンレス鋼．
（2）T 字型インプラント，Y 字型インプラントの 2 種類の形状．
動脈瘤のネック部分を支えるように展開する．

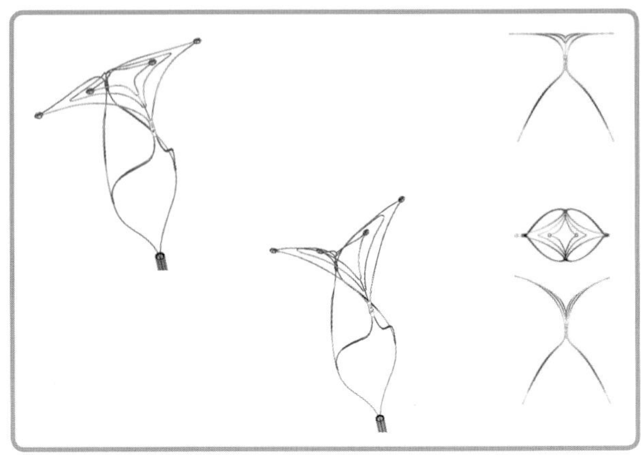

パルスライダー　〔ジョンソン・エンド・ジョンソンより提供〕

（3）電気離脱式

専用の離脱コントローラ・ケーブルが必要.

4 サイズ表（8 種類）

インプラント形状	アーチ幅	親血管径
T 字型	8.6 mm 10.6 mm	2.7〜3.5 mm 3.5〜4.5 mm
Y 字型	8.6 mm 10.6 mm	2.7〜3.5 mm 3.5〜4.5 mm

⑦ 脳動脈瘤治療用フローダイバーター

a）パイプライン / Pipeline Flex with Shield Technology（Pipeline Shield）（日本メドトロニック）

1 使用目的

（1）母血管に留置することで脳動脈瘤を閉塞させる.

（2）脳動脈瘤塞栓術支援用ステントとは治療のコンセプトが異なる.

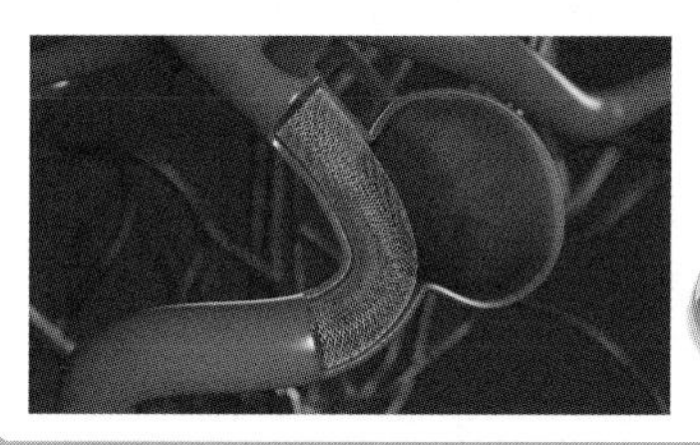
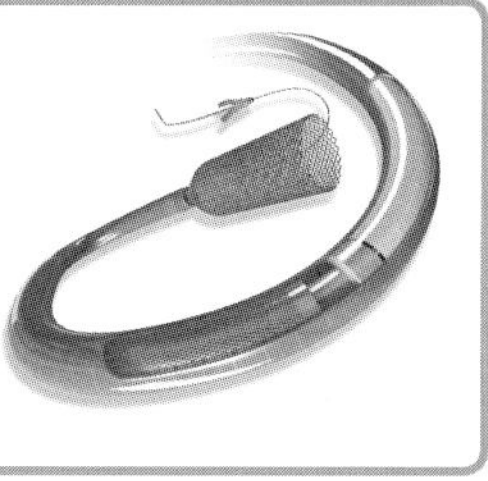

パイプライン　〔日本メドトロニックより提供〕

2 対　象

（1）内頸動脈の錐体部から床上部および椎骨動脈.

（2）動脈瘤最大径 5 mm 以上.

（3）ワイドネック型動脈瘤（ネック長が 4 mm 以上もしくはドーム / ネック比が 2 未満）.

（4）破裂急性期を除く.

3 慎重適応

（1）後交通動脈分岐部内頸動脈瘤で後交通動脈が胎児型（Fetal type）の場合 ▶p.11

（2）動脈瘤から血管が分岐する場合

4 構造の特徴

（1）非常に細かいメッシュ構造.

（2）素線表面に MPC ポリマーの表面処理が施されている.

（3）メッシュにより動脈瘤に流入する血液を減少させ，瘤内の血栓化を促す.

（4）メッシュが骨組みとなり，新生内膜が形成される.

5 使用方法

マイクロカテーテル：Phenom27　内腔 0.027 inch

サポートカテーテル：Navien

(1) サポートカテーテルを介して，動脈瘤の遠位にマイクロカテーテルを進める．

(2) Y コネクタにイントロデューサーシースを挿入．

(3) デリバリーワイヤーを進め，フローダイバーターをマイクロカテーテル内に挿入する．

(4) マイクロカテーテルを引き戻しながらデリバリーシステムを押す操作などでフローダイバーターを展開・留置する（基本操作は下記）．
　①アンシース：マイクロカテーテルを引く．
　②ワイヤープッシュ：デリバリーワイヤーを押す．
　③ワイヤープル：デリバリーワイヤーを引く．
　④システムプル：マイクロカテーテルとデリバリーワイヤーを引く．
　⑤システムプッシュ：マイクロカテーテルとデリバリーワイヤーを押す．

(5) フローダイバーター内でマイクロカテーテルを押し引きする（インターナルマッサージ）．

(6) フローダイバーター内でバルーンカテーテルを用いて血管形成術を施行する．

(7) 適切に展開・留置されたら静脈相まで動脈瘤内に造影剤が停滞する（Eclipse sign エクリプスサイン）．

(8) 遅発性脳動脈瘤破裂の可能性が高いと判断した場合は瘤内塞栓（コイル）を併用する．

6 サイズ表

Pipeline サイズ表 ▶p.314

表示径（mm）	展開後（mm）	表示長（mm）
2.50	2.75	16，20
2.75	3.00	16，20
3.00	3.25	16，18，20
3.25	3.50	16，18，20
3.50	3.75	16，18，20，25，30，35
3.75	4.00	16，18，20，25，30，35
4.00	4.25	16，18，20，25，30，35
4.25	4.50	16，18，20，25，30，35
4.50	4.75	16，18，20，25，30，35
4.75	5.00	16，18，20，25，30，35
5.00	5.25	16，18，20，25，30，35

親動脈径に近い表示径のモデルを選択する．ネック部の両端３mm 以上（合計６ mm 以上）をカバーする表示長のモデルを選択する. 短縮する可能性があるため,【ネック長の３倍】など余裕をもってサイズ選択をする方がよい.

7 術前，術後管理

（1）術前から抗血小板療法２剤併用（アスピリン＋クロピドグレル）.

（2）術後に血栓塞栓症のほか，頭痛・眼痛，脳神経圧迫症状の悪化が認められることがある．動脈瘤内の急激な血栓化が炎症を惹起するためと推測されており，ステロイド投与を検討する.

b）フレッド（FRED）（テルモ）

1 使用目的

母血管に留置することで脳動脈瘤を閉塞させる.

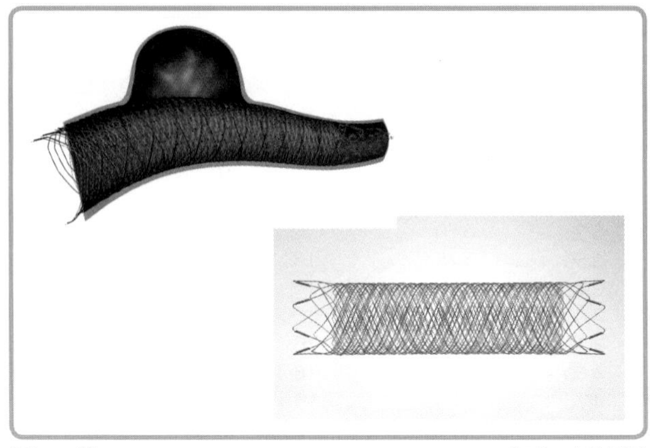

フレッド　〔テルモより提供〕

2 対　象

（1）内頚動脈の錐体部から中大脳動脈と前大脳動脈の近位部，脳底動脈および椎骨動脈.

（2）動脈瘤最大径 5 mm 以上.

（3）ワイドネック型動脈瘤（ネック 4 mm またはドーム / ネック比 2 未満，紡錘状を含む）.

（4）破裂急性期を除く.

3 構造の特徴

（1）非常に細かいメッシュ構造の内層と血管への密着を担う外層の 2 層構造. 2 層は螺旋状のワイヤーで結合されている.

（2）両端に 4 つのフレアがある.

（3）有効長は内層の長さ.

4 使用方法

マイクロカテーテル：Headway Plus 27　内腔 0.027 inch

サポートカテーテル：SOFIA SELECT

5 サイズ表

FRED サイズ表 ▶ p.314

径×全長 (mm)	留置部血管サイズにおける全長 / 有効長 (mm)					
	3.0 mm	3.5 mm	4.0 mm	4.5 mm	5.0 mm	5.5 mm
3.5 × 13	16/10	13/7				
3.5 × 17	22/17	17/11				
3.5 × 22	30/24	22/16				
3.5 × 31	40/34	31/24				
3.5 × 40	54/49	40/36				
4.0 × 13		16/10	13/7			
4.0 × 18		24/18	18/12			
4.0 × 23		31/26	23/17			
4.0 × 32		43/26	32/26			
4.0 × 44		58/53	44/38			
4.5 × 15			18/11	15/8		
4.5 × 20			26/19	20/13		
4.5 × 25			34/27	25/18		
4.5 × 34			45/39	34/28		
4.5 × 45			62/56	45/39		
5.0 × 18				18/12	15/9	
5.0 × 21				26/20	21/14	
5.0 × 26				35/28	26/19	
5.0 × 36				48/41	36/29	
5.5 × 22					28/22	22/14
5.5 × 32					46/38	32/26

親動脈径に近いサイズでネック部の両端約 7 mm をカバーする全長のモデルを選択する．有効長が内層の長さであることに注意．

c）Surpass Streamline フローダイバーターシステム（日本ストライカー）

1 使用目的

親動脈に留置することにより，動脈瘤内への血流を遮断し，瘤内の血栓形成を促すと同時にフローダイバーターの網目構造により動脈瘤ネック部に新生内膜形成を誘引して，動脈瘤の破裂リスクを低減させる．

2 対　象

内頸動脈の錐体部から床上部における最大瘤径が 10 mm 以上，かつワイドネック型（ネック長 4 mm 以上またはドーム / ネック比 2 未満）の頭蓋内動脈瘤

破裂急性期を除く

3 構造の特徴

マイクロカテーテルを使用せずデリバリーシステムそのものを血管内に誘導する

組成：コバルト・クロム合金，プラチナ・タングステン合金

4 使用方法

サポートカテーテル　AXS Catalyst ディスタルアクセスカテーテル

0.014 inch ガイドワイヤー

5 サイズ表 ▶ p.316

表示径（mm）	非拘束時の フローダイバーター径（mm）	表示長（mm）
3.0	3.55 ～ 4.00	20
		25
4.0	4.45 ～ 5.00	20
		25
		30
		40
		50
5.0	5.35 ～ 6.25	25
		30
		40
		50

	Pipeline Shield	FRED	Surpass streamline
適応部位	内頸動脈の錐体部から床上部 椎骨動脈	内頸動脈の錐体部から中大脳動脈と前大脳動脈の近位部 脳底動脈および椎骨動脈	内頸動脈の錐体部から床上部
動脈瘤最大径	5 mm	5 mm	10 mm
特徴	MPC ポリマーの表面処理	2 層構造 フレア	デリバリーシステムを血管内に誘導

MEMO

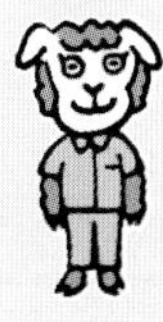

⑧ 脳動脈瘤塞栓術支援用バルーン

選択的オクルージョンバルーンカテーテル

a）Scepter C/XC（テルモ）

1 使用目的

血流の一次的な遮断，ならびに脳動脈瘤コイル塞栓時のコイル塊の親動脈への突出，逸脱を防ぐための補助.

2 特　徴

(1) ダブルルーメンバルーンカテーテル（バルーンを拡張するルーメンと，ガイドワイヤー使用ルーメンが独立している）
(2) ガイドワイヤーが通過するハブにYコネクタと還流ラインを接続する必要がある.
(3) インフレーションポートハブから50%造影剤を注入し先端のエアパージホールから空気を押し出してから使用. この操作のみでもエアパージホールが閉鎖されるが，術中のバルーン内への血液流入を完全に防止するためエアパージホールを蒸気等で加熱しシールする場合がある.
(4) 適合ガイドワイヤー 0.014 inch
(5) Scepter XCがCに比べてより柔軟である.

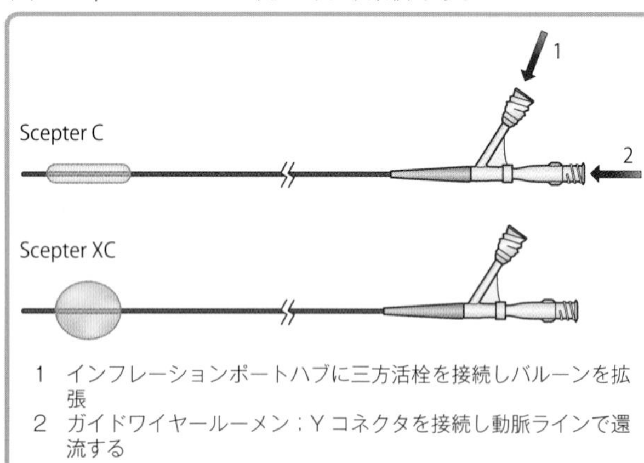

1　インフレーションポートハブに三方活栓を接続しバルーンを拡張
2　ガイドワイヤールーメン：Yコネクタを接続し動脈ラインで還流する

3 サイズ ▶p.278

	バルーン径 (mm)	バルーン長 (mm)	先端チップ長 (mm)	外径 (Fr) 近位 / 遠位	適合ガイドワイヤー (inch)
Scepter C	4	10	5	2.8/2.1	0.014
		15			
		20			
Scepter XC	4	11	5	2.8/2.1	0.014

4 特殊な使用方法

推奨されない使用方法ではあるが，ガイドワイヤールーメンから，LVIS Jr. の留置や，Onyx の注入が可能である．

b) HyperGlide / HyperForm occlusion balloon (日本メドトロニック)

1 使用目的

血流の一次的な遮断，ならびに脳動脈瘤コイル塞栓時のコイル塊の親動脈への突出，逸脱を防ぐための補助．

2 特　徴

(1) シングルルーメンバルーンカテーテル：ガイドワイヤーの通過する腔と，造影剤が入る腔が同じ．ガイドワイヤーがバルーンの先端から出ていないと，バルーンは拡張できない．
(2) ハブに Y コネクタを接続するが，還流ラインを接続してはならない．バルーンの収縮，拡張に使用する．
(3) 0.010 インチのガイドワイヤー X-pedion10 が付属する．
(4) コンプライアントバルーン:バルーンの素材自体が伸びて膨らむ．
(5) HyperForm がより柔軟である．バルーンを変形させて血管を保護するように使用可能．

3 サイズ ▶p.280

	バルーン径 (mm)	バルーン長 (mm)	先端チップ長 (mm)	外径 (Fr) 近位/遠位	適合ガイドワイヤー (inch)
HyperGlide	4	10	4	2.8/2.2	0.010
		15			
		20			
HyperForm	4	7	2	2.8/2.5	
	7	7		2.8/3.0	

c) TransForm（日本ストライカー）

1 使用目的

血流の一次的な遮断，ならびに脳動脈瘤コイル塞栓時のコイル塊の親動脈への突出，逸脱を防ぐための補助．

2 特　徴

(1) シングルルーメンバルーンカテーテル．

(2) 適合ガイドワイヤーは 0.014 inch（推奨 Transend EX Soft Tip / Floppy）．

(3) パージホールが多数ありインフレーション，デフレーションが早い．ガイドワイヤーが通過するハブに Y コネクタを接続するが，動脈ラインを接続してはならない．50 ～ 100%造影剤を使用し視認性が高い．

POINT

先端から 90 cm にフルオロセーバーマーカー付き．
バルーンはシリコンコーティングされている．

3 サイズ ▶p.280

	バルーン径 (mm)	バルーン長 (mm)	先端チップ長 (mm)	外径 (Fr) 近位／遠位	適合ガイドワイヤー (inch)
TransForm C	4	10	3.25	2.8/2.7	0.014
	5	15			
TransForm SC	3	5			
	4	7			
	7	7			

C：コンプライアント，SC：スーパーコンプライアント．

d) SHOURYU（カネカメディックス）

1 使用目的

血流の一次的な遮断，ならびに脳動脈瘤コイル塞栓時のコイル塊の親動脈への突出，逸脱を防ぐための補助．

2 特　徴

(1) シングルルーメンバルーンカテーテル

(2) シール部分の適合ガイドワイヤーは 0.010 inch であるが，先端までは 0.014 inch ガイドワイヤーが通過する．ガイドワイヤーの操作性を重視する場合，TENROU S1014（先端 0.010，手元 0.014 inch）．バルーンの収縮，拡張のスピードを重視する場合 TENROU S10（先端 0.010，手元 0.010 inch）を使用する

(3) 末梢での血流遮断用 SHOURYU，コイル塞栓時のアシスト用 SHOURYU SR，コイル塞栓時にハーニエイトさせて使用する SHOURYU HR の 3 タイプがある．

3 サイズ ▶p.278

	バルーン径（mm）	バルーン長（mm）	先端チップ長（mm）	外径（Fr）近位/遠位	適合ガイドワイヤー（inch）
SHOURYU	3	5	4	2.7/2.2	先端 0.010 手元 0.014
SHOURYU SR	4	10			
SHOURYU HR	4	7			
	7	7			

e）Super 政宗 ストレート（富士システムズ）

1 使用目的

血流の一次的な遮断，ならびに脳動脈瘤コイル塞栓時のコイル塊の親動脈への突出，逸脱を防ぐための補助.

2 特　徴

（1）ダブルルーメンバルーンカテーテル
（2）ガイドワイヤー用のルーメンからコイルを留置することも可能

3 サイズ ▶p.280

	バルーン径（mm）	バルーン長（mm）	先端チップ長（mm）	外径（Fr）近位/遠位	適合ガイドワイヤー（inch）
Super 政宗	7	4	2	3.4/2.8	0.012

⑨ 周術期ケアのポイント

a）未破裂脳動脈瘤塞栓術

1 手術前日

治療動脈瘤の確認	部位　前方循環，後方循環 大きさ　5 mm，10 mm，20 mm など 個数
治療方法の確認	瘤内塞栓術 ステント併用 フローダイバーター
穿刺部位の確認	右側穿刺が多いが　左右の確認，両側穿刺か 大腿動脈 橈骨動脈 上腕動脈
麻酔	全身麻酔 局所麻酔
抗血小板薬	術前に確実に内服が行われていたかどうか アスピリン クロピドグレル VerifyNow の結果
合併疾患の確認	腎機能障害 糖尿病 高血圧　など
経口摂取	欠食時間の確認 水分制限 当日朝の内服に関する確認
点滴ルートの確認	禁忌部位の確認 穿刺予定の四肢は避ける
尿バルーン	病室で挿入 血管造影術室で挿入 麻酔の種類による場合が多い

2 手術当日

内服確認	抗血小板薬の内服確認
点滴ルート確保	
除毛	前貼りは，血管造影室で尿バルーンを挿入する場合不要

3 術後管理

一般的術後チェック項目	意識 呼吸（目視）SpO_2, ガス分析 血圧 脈拍 神経症状，眼球偏移，麻痺，失語，視野障害
治療部位の確認	起こり得る症状の推定 虚血性合併症は 48 時間以内，特に 24 時間以内が多い
使用デバイスの確認	コイル単独 ネックブリッジステント併用 フローダイバーター使用
術中経過の確認	動脈瘤の閉塞状態 合併症の確認 　血管閉塞の有無 血管損傷の有無
術中抗凝固療法の確認	術中ヘパリン使用量の確認 　初回ボーラスの量と時刻 　全投与量及び最終投与時間 ヘパリン投与前及び終了時の ACT 値の確認 プロタミン使用有無の確認 　未破裂の場合通常は使用しない
術後抗凝固療法の確認	追加なし アルガトロバン持続点滴 ヘパリン持続投与 　ACT 目標値の確認
穿刺部の確認	シースの状態 刺入部位の確認 　出血 　腫脹 シース抜去の予定時間の確認
術後採血	貧血 電解質異常 血糖値異常 腎機能

b）破裂脳動脈瘤塞栓術

1 術前管理

血圧	目標値の確認 ニトログリセリン持続点滴 ニカルジピン持続静注 　静脈からの漏出に注意
呼吸状態	目視，SpO_2 鎮静薬の併用が行われるため，呼吸抑制に注意
意識状態の確認	鎮静前の意識状態の確認 　強い刺激は避ける Hunt and Hess，WFNS
鎮静，鎮痛	ペンタゾシン 15 mg ＋ジアゼパム 5 mg その他 呼吸抑制に注意
制吐	メトクロプラミド
頭蓋内圧管理	グリセリン果糖 D- マンニトール

2 術後管理（未破裂脳動脈瘤に追加分）

塞栓状態	完全閉塞 部分閉塞
合併症	再破裂 脳梗塞 　未破裂と比較して，発生頻度は高い
髄液の排除 頭蓋内圧管理	間欠的腰椎穿刺 持続腰椎ドレナージ 脳室ドレナージ 血腫除去術 内外減圧術
脳血管攣縮の内科治療	ファスジル塩酸塩 オザグレルナトリウム 抗血小板薬投与 循環血液量を正常に保つ
脳血管攣縮の検出	神経症状のチェック TCD MRA SPECT
脳血管攣縮の血管内治療	ファスジル塩酸塩動注 血管拡張術

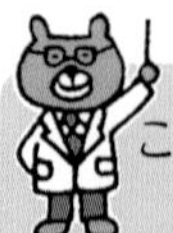

ここは押さえよう！　TCDによる脳血管攣縮の検出

(1) ベッドサイドで施行可能.
(2) 繰り返し行うことが可能で，SPECTよりも手軽に行える.
(3) 体動の影響を受けない.
(4) 連日行うことで，急激なPSVの上昇などの変化を観察できる.
(5) 測定できない患者がいることが欠点（骨の厚さや血管の位置でそもそもデータがとれない人がいる）.

c) PAO（parent artery occlusion：母血管閉塞）

術前検査	内頸動脈系の場合　バルーン閉塞試験 椎骨動脈系では不要な場合もある
起こり得る脳梗塞のパターンを理解する	血管閉塞を行ったことによる血流低下 閉塞部位からの血栓形成の進行，血栓の飛散 盲端となった部位から分岐する細い血管の閉塞 　例）前脈絡叢動脈領域の梗塞
脳梗塞の予防	血圧の管理（下げすぎない） 循環血液量を正常に保つ アルガトロバン オザグレル 抗血小板薬の継続

6　頚部頚動脈狭窄症の治療

～ステント・プロテクションの種類と組み合わせを覚えよう～

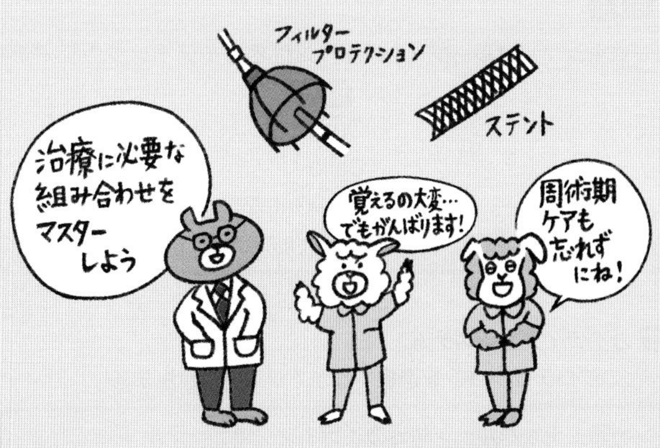

① 概要

1 はじめに

選択可能な頚動脈ステントは 4 種類
すべてモノレールタイプ

製品名	特徴
頚動脈用プリサイス	オープンセル　リシース不可
頚動脈用ウォールステント	クローズドセル　リシース可能
PROTÉGÉ 頚動脈ステント	オープンセル　リシース不可
CASPER Rx	クローズドセル　リシース可能

2 プロテクションの方法

脳梗塞合併症防止に最も重要な選択

プロテクション法	製品名
ディスタルフィルター 図 1-a	アンジオガード フィルターワイヤー EZ スパイダープロテクションデバイス
ディスタルバルーン 図 1-b	カロチド　ガードワイヤー
プロキシマルバルーン	バルーン付きガイディングカテーテル 図 1-c Optimo Cello FlowGate2 MOMA ULTRA 図 1-d

3 ガイディングシステム

どのプロテクションを選択するかでシステムが決まる

シース　＋　バルーン付きガイディングカテーテル	
シース　＋　MOMA ULTRA	

ガイディングシース
シース　＋　ガイディングカテーテル

4 血栓除去用カテーテル

目的	製品
ディスタルバルーン使用時	カロチド　ガードワイヤー付属品
ディスタルフィルターが詰まって，血流が停止した場合	ThrombusterIII

5 プロテクションの方法

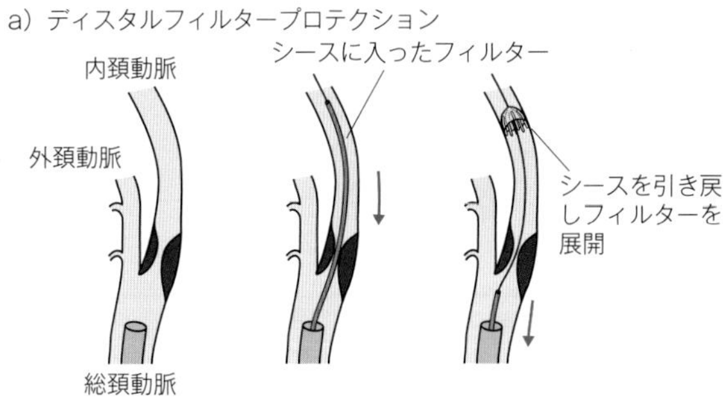

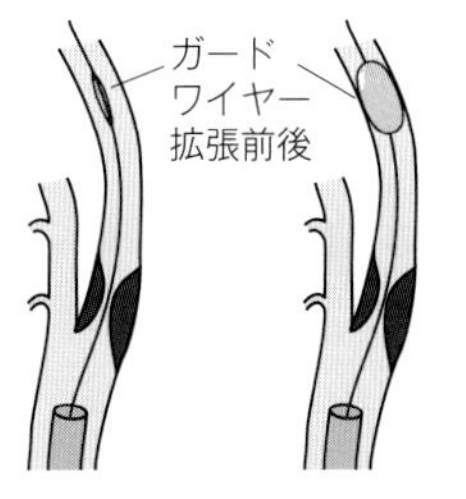

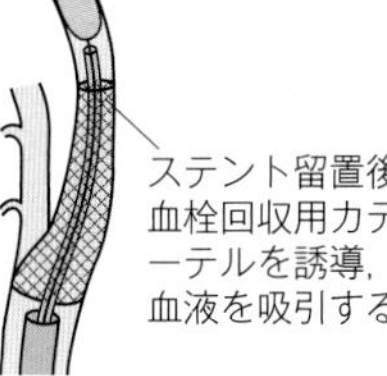

図1　プロテクションの方法

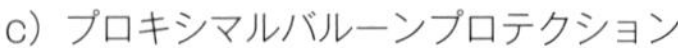

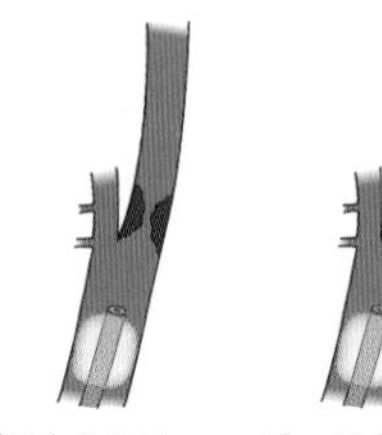

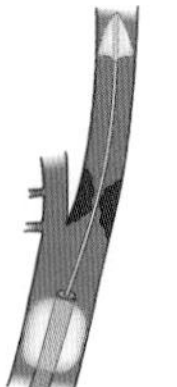

d）MOMA ウルトラ

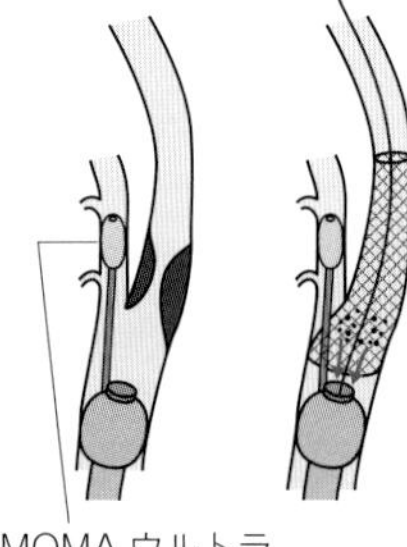

図1　プロテクションの方法（つづき）

6 実際の手技の流れ

(1) ガイディングシステムの留置.
(2) 血管径の測定，使用するデバイスのサイズ決定.
(3) 前拡張バルーン，後拡張バルーン，ステント，ディスタルプロテクションの準備.
(4) ACT の確認．300 前後までの延長が望ましい.
(5) プロテクションデバイスを有効にする.
(6) 前拡張.
(7) ステント留置.
(8) 後拡張.
(9) プロテクションバルーン使用時は血液吸引.
(10) デブリの確認.

7 薬　剤

(1) 抗血小板薬2剤併用が基本．アスピリン 100 mg ＋ クロピドグレル（プラビックス®）75 mg.

(2) 入院時に服用していたかチェック→前日に飽和もありうる．アスピリンをシロスタゾール（プレタール®）200 mg に変更する場合もある．

(3) 術中ヘパリン：ACT 300 前後を維持．

(4) 徐脈→アトロピン，低血圧→ドパミン．術後：アルガトロバン点滴 / ヘパリン継続．

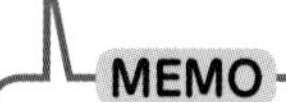

CAS は術前の診断と術後の管理が重要！

② 頸動脈用ステント

a) 頸動脈用プリサイス(PRECISE Pro RXStent)モノレール（カネカメディックス） ▶ p.312

1 パッケージの中身

デリバリーシースに収納されたステント．

2 ほかに使用する物品

デリバリーシース内の空気を抜くため，三方活栓，5 mL シリンジ．

3 構造 / 特徴

(1) ニッケルチタニウム合金（ニチノール）形状記憶合金製．

(2) セグメントとよばれるジグザグのリングが，縦に連続する．

(3) デリバリーシースに収納された状態で，狭窄部に誘導しデリバリーシースを引き戻すとステントが展開される．

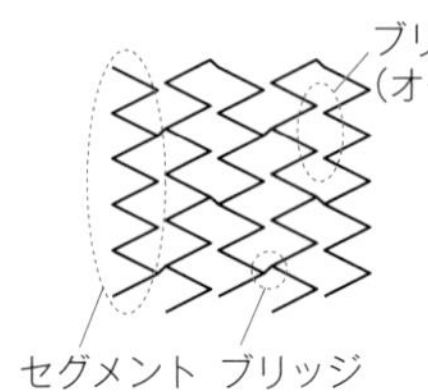

①再収納できない
位置も変えられない
②拡張力が高い
③拡張させたときの短縮が少ない
④浮き上がりが少ない

4 サイズの種類

最大血管径(mm)	4～5	5～6	6～7	7～8	8～9
ステント径(mm)	6	7	8	9	10
ステント長(mm)	20, 30	30, 40	30, 40	30, 40	30, 40

(1) 対象血管径：(狭窄部の近位側および遠位側) 最大対象血管径よりも1～2 mm大きなステントを選択する.
(2) 内頸動脈から展開を開始し，総頸動脈で終わる.

5 ガイディングシース，ガイディングカテーテルの選択

ステント径	ガイディングシース	ガイディングカテーテル
6, 7, 8 mm	5Fr	7Fr(内腔> 0.078 inch)
9, 10 mm	6Fr	8Fr(内腔> 0.087 inch)

b) 頚動脈用ウォールステント（Carotid WALL Stent） モノレール（日本ストライカー） ▶ p.312

1 パッケージの中身

デリバリーシースに収納されたステント.

2 ほかに使用する物品

デリバリーシース内の空気を抜くため 5 mL ロック付きシリンジ.

3 構造 / 特徴

(1) 素材はコバルト・クロム合金, タンタル.

(2) 金属ワイヤーがメッシュ状に織り込まれている（いわゆる金網）.

①デリバリーシースからステントを解放するとステント長の大幅な短縮が起こる.

②同じ長径のステントであれば留置した血管径が太いほどステント長が短縮する.

③表面がなめらかであるため, リシース, 位置合わせが可能.

④拡張力が弱い.

⑤プラークシフト（網目からプラークがはみ出す）が起こりにくい.

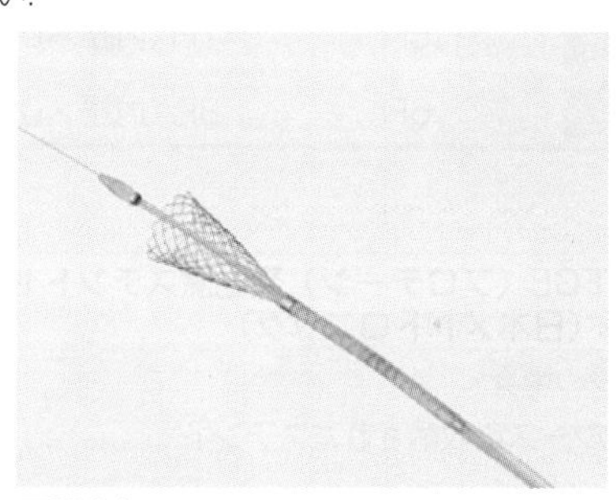

展開途中のウォールステント　モノレール
〔日本ストライカーより提供〕

4 サイズの種類

(1) 最大対象血管径よりも 1 ～ 2 mm 大きなステントを選択する.

(2) 対象血管の径で, ステント長が大きく変化することがこのステントの特徴である.

フルオープン時（mm）		対象血管径とステント長（mm）			
径	長さ	血管径	長さ	血管径	長さ
6	22	5	30	4	36
8	21	7	30	6	36
8	29	7	40	6	48
10	24	9	30	8	36
10	31	9	40	8	49

5 ガイディングシース，ガイディングカテーテルの選択

ステント径	ガイディングシース	ガイディングカテーテル
6，8 mm	5Fr	7Fr（内腔＞0.078 inch）
10 mm	6Fr	8Fr（内腔＞0.087 inch）

c）PROTÉGÉ（プロテージ）頚動脈ステントセット　モノレール（日本メドトロニック）

▶ p.312

1 パッケージの中身

デリバリーシースに収納されたステント．

2 ほかに使用する物品

デリバリーシース内の空気を抜くために，5 mL ロック付きシリンジ．

3 構造 / 特徴

1）構造

（1）ニッケルチタニウム合金（ニチノール）形状記憶合金製．

（2）ワンピースの筒状の板をレーザーカット．

2）特徴

（1）PROTÉGÉ には次の 2 種類がある．

①ストレートステント：通常の径の変化しないもの．

②テーパードステント：遠位側が近位側に対して細くなっているもの．

(2) 拡張力はプリサイスと頸動脈用ウォールステントの中間．
いったん展開を開始したら，再収納できない．

4 サイズの種類

ステント径（mm）		標的血管径（mm）	
ストレートステント			
8.0		6.5 ~ 7.5	
9.0		7.5 ~ 8.5	
10.0		8.5 ~ 9.5	
テーパードステント			
近位側ステント径	遠位側ステント径	近位標的血管径	遠位標的血管径
8.0	6.0	6.5 ~ 7.5	4.5 ~ 5.5
10.0	7.0	8.5 ~ 9.5	5.5 ~ 6.5

5 ガイディングシース，ガイディングカテーテルの選択

全サイズ同一（ガイディングシース：6Fr，ガイディングカテーテル：8Fr）．

d）CASPER Rx 頸動脈ステント（テルモ） ▶p.312

1 使用目的

症候性病変	狭窄率 50% 以上
無症候性病変	狭窄率 80% 以上
標的血管径	4.0 mm から 9.0 mm の範囲
他の製品と異なる点	適応基準の CEA ハイリスク群の記載がない

2 構造／特徴

ニッケルチタン合金製ワイヤー．

外層ステント，内層ステントからなる二重構造．

メッシュの目が非常に細かい
留置する標的血管径によってステント長が変化する

3 サイズの種類

（受注生産を除く）

ステント外径（mm）	有効長（mm）非拘束時
8	20，25，30
9	20，30
10	20，30

4 ガイディングシース，ガイディングカテーテル

すべてのサイズが，内腔 5.0Fr（0.074 inch 以上）に適合する

MEMO

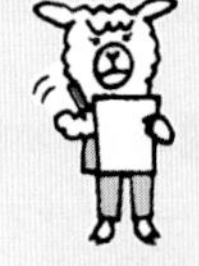

③ プロテクションデバイス

a）カロチド ガードワイヤー（2022 年時点で製造中止）

（1）バルーン型，ディスタルプロテクションデバイス.
（2）プロテクションデバイスとして単独で承認.

1 パッケージの中身

（1）オクルージョンバルーンカテーテル（パークサージ本体）.
（2）アスピレーションカテーテル 6 or 7Fr.
（3）付属品：EZ アダプタ，EZ フレータ，エクステンションチューブ，イントロデューサーシース，アスピレーションライン，20 mL アスピレーションシリンジ 2 本，セルストレイナ 2 個.

2 構造 / 特徴

（1）高性能オクルージョンバルーン.
（2）0.014 inch の中空ガイドワイヤー．先端から 2.5 cm の部分にバルーンがある.
（3）バルーンは 1 種類．3.0 ～ 6.0 mm まで 0.5 mm 単位で設定した大きさに拡張可能.
（4）有効長 200 cm/300 cm.

3 使用方法

（1）内頚動脈末梢部でバルーンを拡張.
手技中完全に内頚動脈の血流を遮断する.
（2）バルーンが俵状に拡張していれば拡張サイズは適正.
バルーン拡張には希釈した造影剤を使用する.
（3）バルーンをデフレーションする前に，付属のアスピレーションカテーテルを用いてデブリを必ず吸引する.
（4）セルストレイナという「こし器」に吸引した血液を流し込み，デブリがなくなるまで吸引を繰り返す.

4 注意点

（1）フィルターと異なり，デブリを捕捉する機構は存在しない.
（2）血液吸引前にバルーンが収縮してしまうと，デブリが脳血管に流れ込む.

(3) アスピレーションカテーテルのサイズが2種類ある.
(4) 血流が完全に遮断されるため，一時遮断中，虚血症状が出現する可能性がある.

ここは押さえよう！　オクルージョンイントレランス

バルーンで血栓を閉塞した場合，虚血症状が出現する場合がある. これをトレランスがない（イントレランス）という.

この場合，①麻酔を深くするか，はじめから全身麻酔にする，②ときどきバルーンを開放して症状の改善をまつ，③できるだけ素早く治療する，の3つの方法がある.

イントレランスは術前の検査結果（血管造影や脳血流検査）からある程度予測が可能である.

b）バルーン付きガイディングカテーテル ▶ p.260

1 目　的

(1) プロキシマルプロテクションに使用する.
(2) ディスタルバルーンプロテクションとの併用が多い.
(3) 総頚動脈を遮断し，脳に向かう巡行性の流れを遮断する.
(4) ガイディングカテーテルが安定し，ステントの展開時に移動が少ない.
(5) ガイディングカテーテルから血液吸引によるデブリ回収が可能.
(6) CASに使用できるのは9Frか8Fr.

2 留置方法

エクスチェンジ法あるいは，インナーカテーテルを使用.

3 製　品

① OPTIMO（東海メディカルプロダクツ）
バルーン素材：ポリウレタン.
バルーン先端からカテーテルチップが出ない.

カテーテル外径	カテーテル内径(inch)	有効長(cm)
6Fr	0.058	100
7Fr	0.071	90
8Fr	0.085	90, 100
9Fr	0.093	90, 100

② FlowGate2(日本ストライカー)

バルーン素材:シリコン.

バルーン内に残存した空気はバルーンを拡張し放置すると消失する.

バルーン先端からカテーテルチップが出る.

6Fr のインナーカテーテルが付属する.

カテーテル外径	カテーテル内径(inch)	有効長(cm)
8Fr	0.084	85
8Fr	0.084	95

③ Cello LB(日本メドトロニック)

バルーン素材:シリコン.

バルーン内に残存した空気はバルーンを拡張し放置すると消失する.

バルーン先端からカテーテルチップが出るが,拡張すると先端がフラットになる.

カテーテル外径	カテーテル内径(inch)	有効長(cm)
8Fr	0.080	90/100
9Fr	0.090	90

4 血液吸引の方法

(1) ディスタルバルーン併用時は,後拡張後に吸引カテーテルから血液を吸引.

(2) ガイディングカテーテルからの血液吸引(用手的).

(3) 静脈へのシャント回路による持続的逆血.
①大腿静脈に 4Fr シース を留置.
②バルーン付きガイディングカテーテルの Y コネクタに輸血用フィルターを接続.
③手技中常に回路を開き，血液を静脈へ逆流させる.

c) MOMA ウルトラ（日本メドトロニック）

1 特 徴

(1) バルーン型，プロキシマルプロテクション（頚動脈ステント留置に特化したバルーン).
(2) 総頚動脈と外頚動脈を一つの器具で同時に閉塞する.
(3) バルーン素材：ラバー
(4) 誘導はエクスチェンジ法のみ
(5) 内頚動脈の屈曲が強いなど，ディスタルプロテクショが不向きな症例に特に有用

2 構造 使用方法

(1) バルーン付きガイディングカテーテルの先端に，外頚動脈遮断用のバルーンが取り付けられている．バルーンの間隔は 60 mm.
外頚動脈と総頚動脈の血流遮断 .
病変を器具が通過する全行程でデブリの飛散を防止する.
(2) 血液吸引：終了時，バルーン収縮前に 20 mL シリンジで最低 3 回吸引，セルフィルターでデブリが確認されなくなるまで繰り返す.
(3) われわれの施設では，静脈へのシャント回路を作成し，常に血液を逆流させている．デブリが多く吸収回数が多くなる場合，シャント回路に血流をもどす.

3 パッケージの中身

本体（メインユニット)，マンドレル，三方活栓，延長ライン付き止血弁，セルフィルター（3 個)，VacLok シリンジ 30 mL，T セーフコネクタ，一方活栓（2 個).

4 ほかに使用する物品

(1) 8 or 9Fr のロングシース．40 cm など長いものがよい．
(2) 血管造影カテーテル（外頚動脈選択用）．
(3) 0.035 inch ガイドワイヤー 180 cm．
(4) Amplatz Extra Stiff ガイドワイヤー 260 cm（交換用）．
(5) 20 mL VacLok シリンジ 最低 3 本（血栓吸引用）．
(6) 0.014 inch ガイドワイヤー 前後拡張，ステント留置用．
(7) ステント（各社）．
(8) 前 / 後拡張用バルーン+インデフレーター．
(9) 静脈へのシャント回路　4Fr シース，輸血用フィルタ．

5 問題点

やや複雑なため慣れが必要

頭蓋内の側副血行が乏しい場合は，血液吸引時の頭蓋内虚血が問題になる．透視下にワーキングチャンネル出口ポートの向きを内頚動脈側にできる限り向ける必要がある．

d）アンジオガード（ジョンソン・エンド・ジョンソン）

(1) フィルター型，ディスタルプロテクションデバイス．
(2) 頚動脈用プリサイスとの併用で臨床試験が行われた．

1 パッケージの中身

(1) フィルター付きガイドワイヤー（アンジオガード）．
(2) デプロイメントシース（使用前にアンジオガードを収納）．
(3) キャプチャーシース（終了時にアンジオガードを閉じて収納）．
(4) 付属品：トルカー / ピールアウェイイントロデューサー．

2 ほかに使用する物品

フィルター内の空気を抜くため，10 mL ロック付きシリンジ．

3 構造 / 特徴

(1) 傘を閉じた状態でシースに収納されている．
(2) 先端のワイヤーがシースから出ている．
(3) ポリウレタン製のフィルターに，100 ミクロンの孔が開いている．
(4) 血管径よりも傘が小さければ外に隙間ができる．

血管径よりも傘が大きいと傘が十分展開されず隙間ができる.

(5) 回収時には, 回収用キャプチャーシースをかぶせ, 傘を閉じる.

(6) 有効長 180 cm.

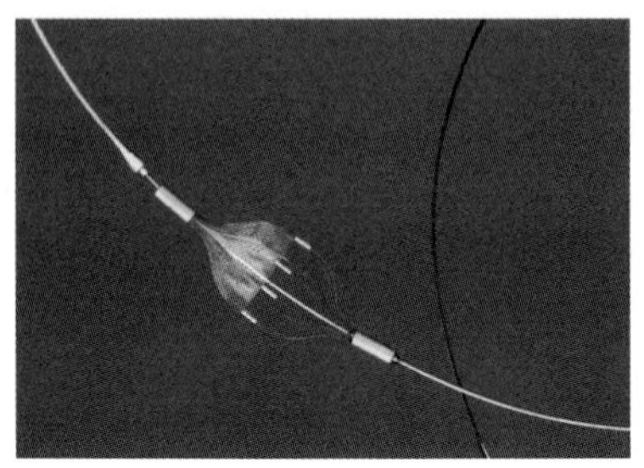

アンジオガード
〔ジョンソン・エンド・ジョンソンより提供〕

4 サイズの種類

適正なサイズ選択が非常に重要になる. 正しくないとデブリを捕えられない.

適合血管径 (mm)	サイズ (mm)
3.5 ~ 4.5	5
4.5 ~ 5.5	6
5.5 ~ 6.5	7
6.5 ~ 7.5	8

5 問題点

(1) サイズが適切でないと, デブリがすり抜ける危険性がある.

(2) デブリに対しフィルターの容量が十分ではない場合がある.

(3) フィルターが詰まってしまう状態をストップフローという. ストップフローに備えて血栓除去用カテーテルを用意しておく.

e) フィルターワイヤー EZ (ボストン・サイエンティフィックジャパン)

(1) フィルター型, ディスタルプロテクションデバイス.

(2) 頸動脈用ウォールステントとの併用で臨床試験が行われた.

1 パッケージの中身

(1) プロテクションワイヤー（フィルターワイヤー）.
(2) デリバリーシース（使用前にフィルターワイヤーを収納）.
(3) リトリーバルシース（終了時にフィルターワイヤーを閉じて収納）.
(4) 付属品：トルカー / ピールアウェイイントロデューサー / 止血弁用ダイレーター.

2 ほかに使用する物品

フィルター内の空気を抜くときは，生食の中に沈める.

3 構造 / 特徴

(1) 展開した状態は虫取り網の形状.
(2) 虫取り網の口には，ナイチノール製のフィルターループが取り付けられている.
(3) ポリウレタン製のフィルターに 110 ミクロンの孔が開いている.
回収時には，回収用のシースをかぶせ，傘を閉じる.
<u>有効長 190 cm/300 cm</u>.

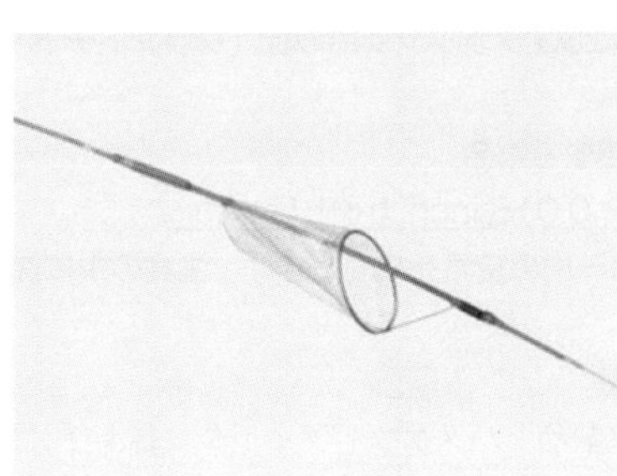

フィルターワイヤー EZ
〔ボストン・サイエンティフィックジャパンより提供〕

4 サイズの種類

(1) 3.5 ~ 5.5 mm までの血管径に対応．サイズは 1 種類のみ.
(2) リング状のフィルターループの構造から，虫取り網の口が常に血管壁に密着する.

(3) 網のボリュームも大きい.

MEMO

●フィルタープロテクションの利点と欠点
①フィルタータイプは，手技中血流が維持される.
②随時撮影が可能.
③デブリの量が多いときに，フィルターが詰まる危険性がある．詰まったときには血栓回収デバイスでデブリを吸引する.
④デブリの量が多いと脳塞栓の危険性が増す.

f) スパイダー・プロテクション・デバイス（日本メドトロニック）

(1) フィルター型，ディスタルプロテクションデバイス.
(2) PROTÉGÉ との併用で臨床試験が行われた.

1 パッケージの中身

(1) キャプチャーワイヤー（バスケットフィルター）190 cm.
(2) デュアルエンドカテーテル（両端がそれぞれ，使用前にスパイダーを収納するためのデリバリーエンドと，終了時にスパイダーを閉じて収納するためのリカバリーエンドになっている).
(3) 付属品：23G フラッシュ用の針（ブラントチップニードル).

2 ほかに使用する物品

(1) 0.014 ~ 0.018 inch ガイドワイヤー.
(2) フィルター内の空気を抜くときは，生食の中に沈める.

3 構造 / 特徴

(1) 生物由来製品：バスケットフィルターおよび X 線不透過性近位ループには，ブタ腸粘膜由来のヘパリンがコーティングされている.
(2) 膜ではなく，ワイヤーによるメッシュ構造で，先端部にいくほど網目が細かくなっている.
(3) スパイダーは，フィルター先端のワイヤーはデリバリーシース内に収納され，デリバリーシース自体がモノレールとなっている.
(4) 任意の 0.014 ~ 0.018 inch ガイドワイヤーで病変を通過さ

せ，モノレール構造のデリバリーシースを通過させ，ガイドワイヤーを抜去後にフィルターを展開する．

(5) 有効長 190 cm.

4 サイズの種類

適合血管径（mm）	サイズ（mm）
3.1 ～ 4.0	4
4.1 ～ 5.0	5
4.5 ～ 6.0	6

MEMO

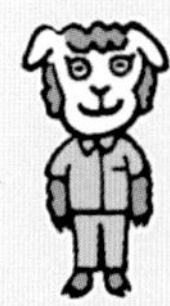

④ 血栓除去用カテーテル

1 目　的

(1) 頚動脈ステント留置術で，ディスタルプロテクションを行った際に，プロテクションデバイスの心臓側に漂っているデブリを回収する.
(2) パークサージの場合には必ず使用する.
(3) フィルタープロテクションの場合は，デブリでフィルターが詰まり，血液の流れが停滞（stop flow）あるいは遅くなった（slow flow）ときに限り使用.
(4) モノレールになっており，プロテクションデバイスのワイヤーに沿わせて挿入：デブリがなくなるまで血液を吸引する.

2 各社製品

Thrombuster III（カネカメディックス）	適合ガイディングカテーテル 6Fr, 7Fr.
Eliminate（テルモ）	適合ガイディングカテーテル 6Fr, 7Fr.
ZEEK IV（ゼオンメディカル）	適合ガイディングカテーテル 6Fr, 7Fr（内腔 0.070 inch 以上）.
アスピレア キャス（メディキット）	適合ガイディングカテーテル 6.5Fr（内腔 0.075 inch 以上）.

⑤ 血管形成術用バルーン

(1) CAS では，前拡張時，後拡張時に使用する．

(2) 末梢血管用 PTA バルーンが使用される．
ステントのデリバリーシステムがモノレール化されており，手技を迅速化するために，バルーンもモノレールタイプが選ばれる．

注意！
サイズ選択は施設の方針や術者の考えで異なるので，参考程度としていただきたい．

1 前拡張バルーンのサイズ選択

(1) ステントを留置するための内腔を確保する目的．

(2) 病変をカバーできる十分な長さが必要．

(3) ステント長と同じであれば，ステントの位置決めの参考になる．
直径 3.5 or 3.0 mm.
長さ 40 or 30 mm.
例）スターリング PTA バルーン（for carotid artery）（ボストン・サイエンティフィックジャパン）．

2 後拡張バルーンのサイズ選択

(1) 内頚動脈の径に合わせて選択する．
直径 4.5 mm ± 0.5 mm
長さ 30 or 40 mm
例）アビエーター　プラス（ジョンソン・エンド・ジョンソン）

(2) 透視上のステントの拡張程度をみて，再拡張することもある．

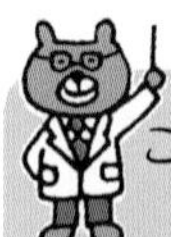

ここは押さえよう！　頸動脈反射による徐脈と低血圧

(1) 術前，橈骨動脈に動脈ラインを挿入し血圧をモニターする．
(2) 病変が内頸動脈分岐部に近く，硬いほど強く起こる．
(3) 頸動脈内膜剝離術（CEA）後の再狭窄や内頸動脈限局の病変では起こりにくい．
(4) 後拡張時に，最も強い徐脈が起こる．
前拡張時の反射から推測する．
(5) アトロピン硫酸塩 / ドパミンはすぐに使用できるよう用意．
(6) 経験上は 72 時間で改善することが多い．

MEMO

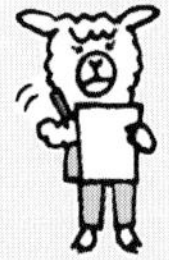

⑥ IVUS（血管内エコー）

1 目　的

(1) 血管内にエコー診断プローブを挿入し，B モードで 360°の断層画像が撮影できる.
(2) 任意の位置で，リアルタイムに画像を検出し，プラークを評価できる.
(3) ステント留置位置の血管径の計測.
(4) ステントの密着度，拡張度の確認.
(5) プラークシフト（プラークの突出）の確認.

2 使用方法

(1) プローブは，モノレールで滅菌されており，1 回限りの使用.
(2) プロテクションデバイスのワイヤー，あるいはマイクロガイドワイヤーをモノレールに通す.
(3) プローブ先端を観察部位の末梢まで誘導する.
(4) 併用のエコー画像診断装置と接続.
(5) 画像を検出.
(6) 一定速度でプローブを移動させれば，連続画像も検出可能.

3 製　品

アトランティスペリフェラル超音波イメージングカテーテル（ボストン・サイエンティフィックジャパン）	ガイドワイヤー最大径 0.018 inch ガイディングカテーテル 6Fr
イーグルアイ ゴールドカテーテル（フィリップス・ジャパン）	適合ガイドワイヤー 0.014 inch ガイディングカテーテル 5Fr バーチャルヒストロジー（VH）表示
イントラフォーカス WR（テルモ）	適合ガイドワイヤー 0.014 inch ガイディングカテーテル 6Fr

⑦ TCD（経頭蓋ドップラー検査）

1 概　要

（1）汎用機もあるし，TCD の機能に特化したポータブルタイプもある.

（2）全症例で波形を検出可能なわけではない（検出できない人がいる）.

2 特　徴

（1）プローブの位置：側頭部.

（2）2MHz プローブ.

（3）中大脳動脈の血流を観察する.
最大収縮期速度（PSV の測定）.
high intensity transient signal（HITS を検出）.

MEMO
ピュ，ピュという短い音．すべてが微小塞栓信号（MES）ではないと考えられている.

3 使用方法

（1）術中モニターを行う場合，プローブをベルトで固定する.
① HITS の検出：イベントをリアルタイムに検出.
② PSV が大幅に増加→過灌流症候群の危険性.

（2）ICU で繰り返し施行可能.

⑧ NIRS（近赤外線スペクトロスコピー）

(1) 頭蓋骨を通して，脳の組織酸素をモニターする．
例）浜松ホトニクス（NIRO-200NX）

(2) 左右前額部にプローブを貼りつけるだけ．

(3) 取り扱いが簡単，無侵襲で，リアルタイム．

(4) 術中モニターとして有用．

測定項目	虚血（早→遅）*	過灌流(早→遅)*
TOI（%）：組織酸化指標	↓	↑
nTHI：組織 Hb 指標	↓	↑
Δ O_2Hb：酸素化 Hb 変化量	↓	↑
Δ HHb：脱酸素化 Hb 変化量	↑	↑
Δ cHb：総 Hb 変化量	↓	↑

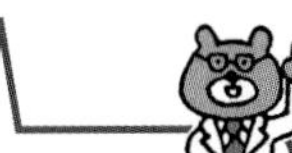

MEMO

＊↑が左であるほど早く変化が現れる．あくまで参考！経時的な変化，基線に戻るか，緩やかな変化が持続するか，左右差があるか等をみる．

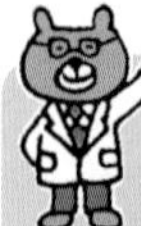

ここは押さえよう！　CAS 後過灌流症候群 / 脳出血

❶ 古典的過灌流症候群：CEA 後5～7日目に生じる

（1）頭蓋内圧亢進による，激しい頭痛，悪心，けいれん，時に脳出血.

（2）予後は様々[1].

（3）古典的過灌流症候群の危険性予測：Powers の血行力学的脳虚血の Stage 分類で Stage II が広範囲．CAS 後にも起こる.

❷ CAS 後の脳出血

（1）Buhk らの 12 例のレビュー[2] によると，術直後から半日の間に脳出血が起こっている.

①高度狭窄が多い.

②血行力学的脳虚血は 2 例のみ.

③基底核の出血が多い.

④術後の血圧上昇が多い.

⑤高度の血管性疾患の合併.

⑥予後不良：全例死亡.

（2）血流が正常化した際に穿通枝が破綻し出血を起こす.

（3）予防には血圧コントロールが重要.

（4）著者は，術中にデブリを飛散させないことが重要と考える.

❸ 自動調節能（auto-regulation）

（1）脳血流を一定に保つ仕組み.

（2）脳血管は灌流圧が低下すると拡張し，上昇すると収縮する.

（3）虚血に曝されると血管は拡張したままになり調節能が低下する.

（4）自動調節できない状態で血流が改善すると，過灌流が起こる.

❹ 対　策

（1）全身麻酔下，術後全身麻酔の継続（SPECT の結果を参考に）.

（2）鎮静，厳重な血圧管理，モニターの強化.

（3）完全な術中プロテクション.

引用文献

1) Sundt TM Jr, *et al.*：Correlation of cerebral blood flow and electroencephalographic changes during carotid endarterectomy：with results of surgery and hemodynamics of cerebral ischemia. *Mayo Clin Proc* 1981；**56**：533-543.

2) Buhk JH, *et al.*：Hyperacute intracerebral hemorrhage complicating carotid stenting should be distinguished from hyperperfusion syndrome. *AJNR Am J Neuroradiol* 2006；**27**：1508-1513.

⑨ 周術期ケアのポイント

1 術前チェック項目

治療血管の確認	左右の確認 狭窄率の確認
病変の性状	ソフトプラーク 石灰化病変
穿刺部位の確認	通常は大腿動脈穿刺 足背動脈の触知
麻酔	全身麻酔 局所麻酔
抗血小板剤	術前に確実に内服が行われていたかどうか アスピリン クロピドグレル VerifyNow の結果
合併疾患の確認	腎機能障害 糖尿病 高血圧 徐脈 心疾患

2 手術当日

内服確認	抗血小板薬の内服確認
点滴ルート確保	禁止部位の確認
除毛	前貼りは，血管造影室で尿バルーンを挿入する場合不要

3 術中管理

局所麻酔の場合	一時的血行遮断中の不穏に備える 鎮静剤の準備
徐脈，低血圧（頸動脈反射）が起こりやすい要因	病変の狭窄度が高い 石灰化が強い 病変が内頸動脈分岐部に近い 術前からの徐脈傾向
徐脈への対応	バルーン拡張時，ステント留置後に起こる 迅速に対応する必要がある 硫酸アトロピンは，シリンジに吸引し準備 指示があってから準備しては遅い エフェドリンが使用される場合もある 体外式ペースメーカーが必要になる症例もある
低血圧への対応	ドパミン塩酸塩の持続投与 アトロピンでは血圧は上昇しない
高血圧への対応	ステント留置後は，過灌流，脳出血予防の目的で血圧 140 mmHg 以下を維持する
全身麻酔の場合	術後過灌流の高危険群の場合，麻酔を覚醒せず ICU で人工呼吸器管理を実施する場合もある

4 術後管理

一般的術後チェック項目	意識障害の有無 呼吸（目視）SpO_2, ガス分析 血圧 脈拍 神経症状，眼球偏移，麻痺，失語，視野障害
徐脈	アトロピン硫酸塩
低血圧	ドパミン塩酸塩
高血圧	ニトログリセリン持続

抗凝固療法の確認	アルガトロバン，ヘパリン
穿刺部の確認	シースの状態 刺入部位の確認 　出血 　腫脹 シース抜去の予定時間の確認
触診，目視	足背動脈の触診，足趾の色の確認
術後採血	貧血 電解質異常 血糖値異常 腎機能

MEMO

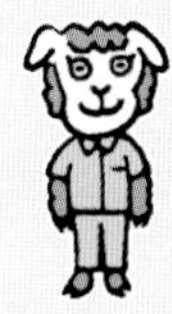

MEMO

7　急性脳梗塞の治療

～各治療法の注意点をマスターしよう～

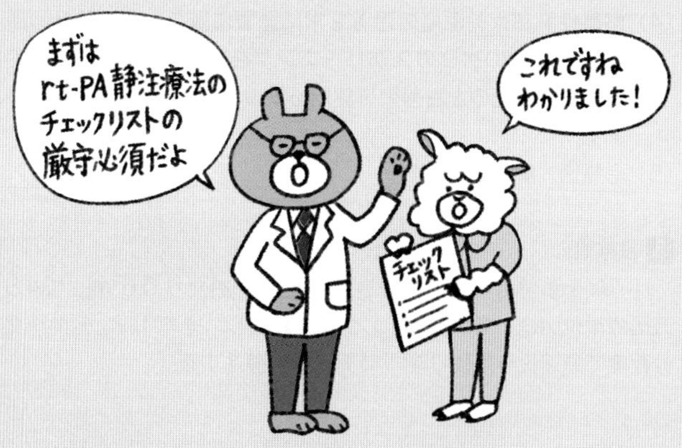

① rt-PA アルテプラーゼ（遺伝子組換え）静注用

a）rt-PA（アルテプラーゼ）静注療法の基本

1 注意点

（1）強力な血栓溶解剤であり，出血性合併症を起こす危険性があるため，チェックリスト ▶p.182〜183 を厳守し投与する.

（2）発症から4.5時間以内に投与開始であるが，治療開始が早ければ早いほど転帰は良好.

（3）解離性胸部大動脈瘤の症例が，片麻痺，意識障害で救急搬送される場合が必ずある.

注意！

誤ってrt-PAを投与すると，破裂し死に至る．著者の個人的な経験であるが，DWIの高信号の範囲に比べて，症状が重篤，急激な症状の寛解，悪化を繰り返すなど，経過に不自然さを感じた場合は要注意．絶対に除外しなくてはならない.

2 検査での要注意項目

（1）発症時間の確認．搬入から1時間以内に投与開始できるように.

（2）チェックリストに基づいた既往歴の確認.

（3）血液生化学データは，律速段階となるため，ルート確保時に採血し速やかに検査部に提出.

（4）解離性胸部大動脈瘤の患者を常に念頭に置き，必ず除外診断する．COVID-19のスクリーニングを兼ねて，胸部CTも実施する．血圧の左右差の確認，心エコー，MRAなども有用である.

（5）心電図，胸部X線撮影.

3 投与量

rt-PAを添付溶解液で溶解し，体重1kgあたり0.6 mg（34.8万国際単位/kg）を必要に応じ生食で希釈し，その10%を1〜2分程度で急速投与，残りを1時間で持続静注する.

4 投与量の管理

神経学的評価	投与開始後 8 時間以内	30 分ごと
	投与開始後 8 時間～ 24 時間	1 時間ごと
血圧測定 収縮期 180 mmHg 拡張期 105 mmHg	投与開始後 2 時間以内	15 分ごと
	投与開始後 2 時間～ 8 時間	30 分ごと
	投与開始後 8 時間～ 24 時間	1 時間ごと
症候性頭蓋内出血の処置	血圧管理	140 mmHg 以下

b）rt-PA 静注療法 / 機械的血栓回収療法までの流れ

救急部	発症時間の確認 NIHSS 現病歴，既往歴，服薬状況の確認 ルート確保，同時採血 心電図，上肢左右での血圧測定 （心エコー，頚動脈エコー）
CT	頭部：出血の否定，Early CT sign，ASPECTS 胸部：大動脈解離，肺炎像確認
MRI	DWI：DWI ASPECTS FLAIR：DWI ミスマッチ MRA：閉塞部位の把握 SSFP 法 MRA：解離性胸部大動脈瘤の確認　撮像時間は 30 秒
最終確認	禁忌事項がないかチェックリストを使用して確認する rt-PA の適応と，経皮経管的血栓回収療法の適応は基準が異なる

主幹動脈閉塞以外の脳梗塞	① ICU/SCU ② rt-PA 静注開始
主幹動脈閉塞 経皮経管的血栓回収療法の適応	①脳血管撮影室搬入 ② rt-PA 静注療法開始 ③脳血管造影：閉塞状態の確認 ④血栓回収療法開始

＊施設ごとに独自の検査の流れがあるので，十分に理解しておくことが重要．rt-PA 静注療法の適応外でも，24 時間以内であれば，血管再開通療法が行われる可能性はある．

〔日本脳卒中学会脳卒中医療向上・社会保険委員会 rt-PA（アルテプラーゼ）静注療法指針改訂部会：rt-PA（アルテプラーゼ）静注療法適正治療指針第二版．脳卒中 2012：**34**：457 を参考に作成〕

c）rt-PA 静注療法のチェックリスト

1 適応外（禁忌）

時間	□発症～治療開始時刻 4.5 時間超 発症時刻（最終未発症確認時刻）［　:　］ 治療開始（予定時刻）［　:　］
既往歴	□非外傷性頭蓋内出血 □ 1 か月以内の脳梗塞（一過性脳虚血発作を含まない） □ 3 か月以内の重篤な頭部脊髄の外傷あるいは手術 □ 21 日以内の消化管あるいは尿路出血 □ 14 日以内の大手術あるいは頭部以外の重篤な外傷 □治療薬の過敏症
臨床所見	□くも膜下出血（疑） □急性大動脈解離の合併 □出血の合併（頭蓋内, 消化管, 尿路, 後腹膜, 喀血） □収縮期血圧（降圧療法後も 185 mmHg 以上） □拡張期血圧（降圧療法後も 110 mmHg 以上） □重篤な肝障害 □急性膵炎
血液所見	□血糖異常（< 50 mg/dL，または> 400 mg/dL） □血小板 100,000/mm^3 以下 □抗凝固療法中ないし凝固異常症において PT-INR > 1.7 aPTT の延長（前値の 1.5 倍〈目安として 40 秒〉を超える）
CT/MR 所見	□広汎な早期虚血性変化 □圧排所見（正中構造偏位）

〈注意事項〉
一項目でも「適応外」に該当すれば実施しない.

〔日本脳卒中学会脳卒中医療向上・社会保険委員会 rt-PA（アルテプラーゼ）静注療法指針改訂部会：rt-PA（アルテプラーゼ）静注療法適正治療指針第二版. 脳卒中 2012；**34**：452 より作成〕

2 慎重投与（適応の可否を慎重に検討する）

年齢	□81歳以上
既往歴	□10日以内の生検・外傷 □10日以内の分娩・流早産 □1か月以上経過した脳梗塞（特に糖尿病合併例） □3か月以内の心筋梗塞 □蛋白製剤アレルギー
神経症候	□NIHSS値26以上 □軽症 □症候の急速な軽症化 □けいれん（既往歴などからてんかんの可能性が高ければ適応外）
臨床所見	□脳動脈瘤・頭蓋内腫瘍・脳動静脈奇形・もやもや病 □胸部大動脈瘤 □消化管潰瘍・憩室炎，大腸炎 □活動性結核 □糖尿病性出血性網膜症・出血性眼症 □血栓溶解薬，抗血栓薬投与中（特に経口抗凝固薬投与中） *抗Xa薬やダビガトランの服薬患者への本治療の有効性と安全性は確立しておらず，治療の適否を慎重に判断せねばならない □月経期間中 □重篤な腎障害 □コントロール不良の糖尿病 □感染性心内膜炎

〈注意事項〉

1. 一項目でも「慎重投与」に該当すれば，適応の可否を慎重に検討し，治療を実施する場合は患者本人・家族に正確に説明し同意を得る必要がある．
2. 「慎重投与」のうち，下線をつけた4項目に該当する患者に対して発症3時間以降に投与する場合は，個々の症例ごとに適応の可否を慎重に検討する必要がある．

〔日本脳卒中学会脳卒中医療向上・社会保険委員会rt-PA（アルテプラーゼ）静注療法指針改訂部会：rt-PA（アルテプラーゼ）静注療法適正治療指針第二版．脳卒中 2012；**34**：452より作成〕

② 経皮経管的血栓回収療法（機械的血栓回収療法）

治療適応の前提：再開通させることで，脳梗塞を回避できる領域が残存していること．

このためにCT, CTA, CTP, MRI, MRAを必要に応じて実施する．

6時間以内	CT：CT＋CTA MRI：DWI，FLAIR，MRA 再開通までの時間が早いほど転帰はよい
24時間以内への適応拡大	発症あるいは，最終健常確認時刻から6時間異常経過していても，虚血コアの大きさと神経徴候のミスマッチを有する症例では，機械的血栓回収療法が転帰を改善する 症例ごとの十分な検討が必要

a）血栓回収機器の分類

回収機構	製品名	サイズ（直径×長さ）	最小適合マイクロカテーテル内腔
ステント型	Solitaire X	4 mm×20 mm, 40 mm	0.021 inch
		6 mm×40 mm	0.021 inch
	Trevo NXT Provue	3 mm×32 mm	0.017 inch
		4 mm×28 mm，41 mm	0.021 inch
		6 mm×37 mm	0.021 inch
	Tron FX II	2 mm×15 mm	0.0165 inch
		4 mm×20 mm，40 mm	0.0165 inch
		6 mm×50 mm	0.021 inch
	EMBOTRAP III	5 mm×22 mm，37 mm	0.021 inch
		6.5 mm×45 mm	0.021 inch
回収機構	**製品名**	**先端内腔（inch）**	**先端外径（Fr）**
吸引型	Penumbra system	3Max：0.035 inch	3.8
		4Max：0.041 inch	4.3
		ACE68：0.068 inch	6.0
		RED68：0.068 inch	6.0
	AXS Catalyst	6：0.060 inch	5.4
		7：0.068 inch	6.2
	Sofia Flow plus	0.070 inch	6.2
	REACT	68：0.068 inch	6.3
		71：0.071 inch	6.5

b）機械的血栓回収療法の実際

❶ステント型

1 使用器具

動脈ライン	ステント型の場合，ダブルでよいが，吸引を併用する場合トリプルが必要になるため，トリプルを準備する方が無難
シース	9Fr あるいは 8Fr 使用するガイディングカテーテルのサイズによる ロングシースを使用した方が，操作性はよくなる
ガイディングカテーテル	原則バルーン付きを使用する 9Fr を第 1 選択に考える
インナーカテーテル	5Fr あるいは 6Fr　必要に応じて
吸引用シリンジ	ロック付き VacLok シリンジ（メリットメディカル・ジャパン）
マイクロカテーテル	使用予定のステント型デバイスの推奨サイズを選択 トラブル回避に，同一メーカーの製品を選択する
マイクロガイドワイヤー	0.014 inch ～ 0.018 inch

2 基本的な手順

(1) バルーン付きガイディングカテーテルを内頚動脈に挿入
(2) マイクロカテーテルを閉塞部位の遠位まで誘導
マイクロカテーテルから造影を行い，塞栓子の遠位まで誘導されていることを確認
(3) ステント型デバイスを塞栓子の遠位から展開開始する
(4) 塞栓子の近位まで展開されていれば，全展開する必要はない
(5) ワイヤーの近位端にトルクデバイスを接続
(6) ガイディングカテーテルのバルーンを拡張し，吸引を開始
(7) マイクロカテーテルおよび，ステント型デバイスをガイディングに引きこむ
(8) デバイス回収後，ガイディングカテーテルから血液を吸引
(9) ガイディングカテーテルのバルーンをデフレーションし，血液を吸引する
(10) 撮影を行い，再開通を確認する
(11) 再開通しない場合 3 回程度同様の手技を繰り返す

3 ガイディングカテーテルから血液が吸引できない場合

(1) Y コネクタに血栓が詰まっていないか確認
(2) Y コネクタを外し，ハブから直接吸引
(3) ガイディングカテーテル先端を総頸動脈まで下げる
(4) いったん抜去し，ガイディングカテーテル内の血栓を確認する

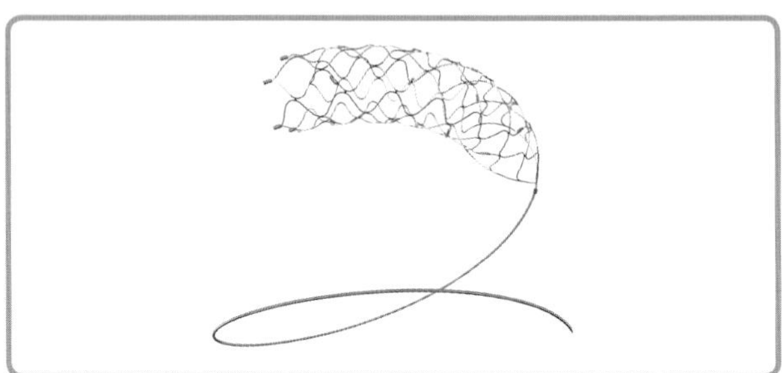

Solitaire X 〔日本メドトロニックより提供〕

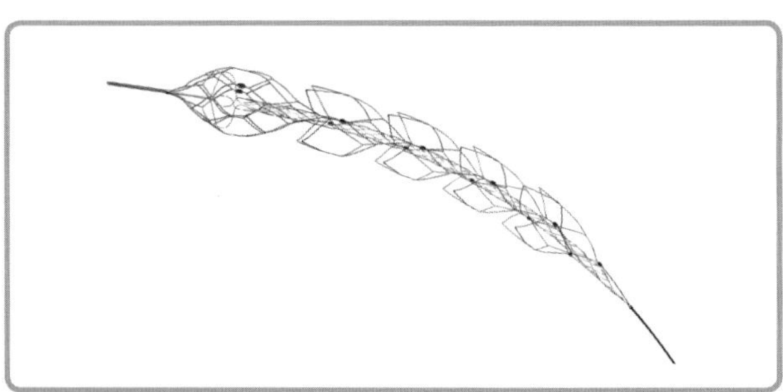

EMBOTRAP III 〔ジョンソン・エンド・ジョンソンより提供〕

❷吸引型

1 使用器具

動脈ライン	シングルでもよいが，ステント型を併用する場合トリプルが必要になる
シース	9Fr あるいは 8Fr 使用するガイディングカテーテルのサイズによる ロングシースを使用した方が，操作性はよくなる
ガイディングカテーテル	原則バルーン付きを使用する 9Fr を第 1 選択に考える
インナーカテーテル	5Fr あるいは 6Fr　必要に応じて

吸引用デバイス	指定のポンプを使用する場合，キャニスターの準備 付属の吸引用チューブの接続 ポンプ不使用時は VacLok シリンジ（メリットメディカル・ジャパン）
再還流カテーテル	閉塞部位によって吸引カテーテルのサイズを変更する 内頚動脈，中大脳動脈 M1 までは，最も内腔の広い物を選択する
再還流カテーテル用のインナーカテーテル	不要な場合もある マイクロカテーテルを使用するが，ステント型の使用も考慮して製品を選択する
マイクロガイドワイヤー	0.014 inch ～ 0.018 inch

2 基本的な手順

(1) バルーン付きガイディングカテーテルを内頚動脈に挿入.

(2) 再灌流カテーテル先端を塞栓子の近位まで誘導する.
レッジによって，内頚動脈 C3 付近でスタックする場合が多く，工夫が必要になる.
バルーン付きガイディングカテーテルをインフレーションして行う場合もある.

(3) 吸引チューブ，あるいは VacLok シリンジを再灌流カテーテルのハブに直接接続.

(4) 血液の吸引状態を確認しながら，再灌流カテーテルの先端の位置を微調整する.

(5) 血液が吸引される場合，再開通した可能性が高い.
血栓が吸引できていれば，キャニスター内に血栓が確認できることが多い.

(6) 血液が吸引されない場合，カテーテル内に血栓が詰まっているか，血栓が硬く吸引できていない可能性がある．2 分程度待機し，バルーン付きガイディングカテーテルから吸引を行いつつ，再灌流カテーテルを引き戻す.

(7) ガイディングカテーテルから血液が吸引できない時の手順は，ステント型と同様.

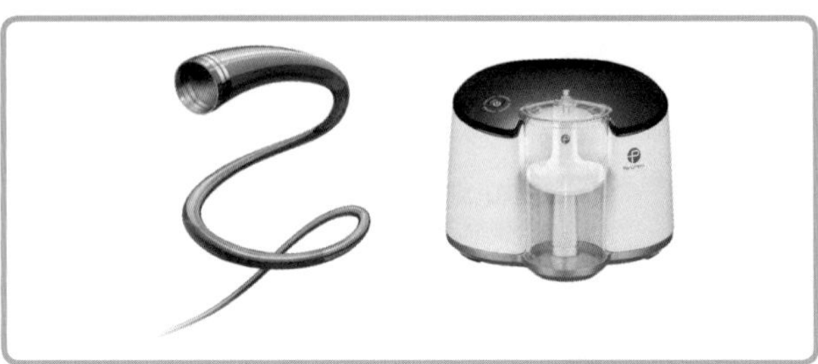

Penumbra 〔メディコスヒラタより提供〕

❸吸引型とステント型のコンバインド

1 基本的な方法

(1) 再灌流カテーテル内に，ステント型血栓回収機器用のマイクロカテーテルを通し，血栓部でステント型機器を展開する．

(2) ステント型機器がアンカーの役割を果たし，再灌流カテーテルは，血栓近位まで容易に進む．

(3) バルーン付きガイディングカテーテルをインフレーション．
再灌流カテーテルの吸引を開始する（Y コネクタに吸引カテーテルかシリンジを接続）．

(4) ステント型の収納に関して

①再灌流カテーテルとステント型の位置関係を変えずに，ガイディング内へ引き戻す．

②ステント型の役割を，再灌流カテーテルを末梢まで誘導するアンカーと考える．

③再灌流カテーテルを，末梢まで進めずに，ステント型を内部に収納する．

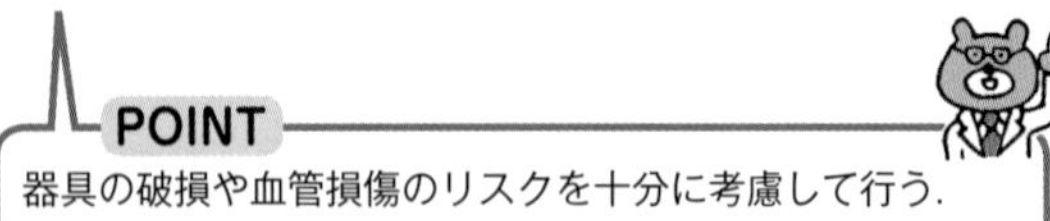

POINT
器具の破損や血管損傷のリスクを十分に考慮して行う．

(5) 様々なパターンが考案されている．

2 看護の要点

(1) 手技中に痛みを伴い，体動が激しくなる．
意識障害を伴っており，不穏が悪化する．

開始前の十分な四肢抑制（施設毎の手順の確認）.

鎮痛薬，鎮静薬，制吐薬の保管場所の確認，準備.

(2) ステント型をガイディングに引き戻す時や，再灌流カテーテルを頭蓋内に誘導時に，体動が最も激しくなる.

(3) 酸素投与

(4) 複数の静脈ラインの確保

rt-PA 持続用，鎮痛薬のボーラス用，降圧薬の持続静注.

シリンジポンプが 2 台必要になる可能性がある.

(5) 血圧コントロール

血圧上昇は出血の原因となる.

ニトログリセリンの持続静注，ニカルジピン 0.5 mg から 2 mg のボーラス.

(6) 手技終了後

シースは抜去しない場合が多く，動脈モニター用のラインが必要になる.

(7) CT による頭蓋内出血の確認

出血が認められた場合は，血圧管理がより厳重となり，ヘパリンも中和される.

(8) 心電図モニター

心房細動に起因する，心原性脳塞栓の可能性が高く，基礎疾患に心疾患を有している.

3 起こりうる合併症

頭蓋内出血，くも膜下出血，けいれん.

穿刺部からの出血，皮下出血，穿刺部血管の閉塞.

コレステロール塞栓症.

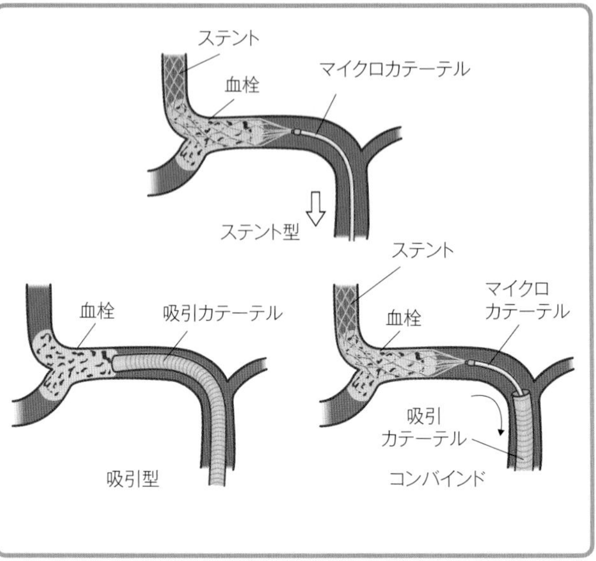
ステント
血栓
マイクロカテーテル
ステント型
血栓
吸引カテーテル
吸引型
ステント
マイクロ
カテーテル
血栓
吸引
カテーテル
コンバインド

機械的血栓回収療法

MEMO

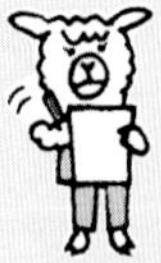

③ 局所線溶療法（現在実施の機会はほとんどなくなっている）

1 目 的

血栓溶解.

2 方 法

血栓内にマイクロカテーテルを誘導し，血栓溶解薬（おもにウロキナーゼ）を動注する.

3 適 応

（1）発症から 6 時間以内.

（2）early CT sign を認めないか，軽度.

＊除外基準は，rt-PA 静注療法のチェックリスト ▶ p.182〜183 で代用可能.

4 使用器具

（1）ガイディングカテーテル 6 or 5Fr.

（2）インナーカテーテル /0.035 inch ガイドワイヤー.

（3）ヘパリン 5,000 単位.

（4）マイクロカテーテル / マイクロガイドワイヤー /Y コネクタ.

5 動注の実際

（1）生食 20 mL にウロキナーゼ 24 万単位を溶解.

（2）気泡ができやすいので，溶解してから少し放置しておく.

（3）15 ~ 20 分で動注する（15 分なら 80 mL/ 時，20 分なら 60 mL/ 時でセット）.

（4）最大量は 72 万単位程度まで（MELT Japan での最大量は 60 万単位までであった）.

6 合併症

（1）ガイドワイヤーによる血管穿孔：くも膜下出血.

（2）再灌流による脳出血.

④ 頭蓋内血管形成術

1 治療の概要

（1）動脈硬化性病変に対する血管形成術.

（2）血栓症に対する血栓破砕.

2 使用器具

GateWay（日本ストライカー）	雲竜 UNRYU xp（カネカメディックス）
6Fr ガイディングカテーテル（0.058 inch 以上の内腔）	6Fr ガイディングカテーテル（0.067 inch 以上の内腔）
0.014 inch ガイドワイヤー	0.014 inch ガイドワイヤー
モノレール（RX） オーバーザワイヤー（OTW）	モノレール（RX）
最小径：RX 2.0 mm OTW 1.5 mm	最小径：1.5 mm
最大径：4.0 mm	最大径：3.0 mm
バルーン長：9,12,15,20 mm	バルーン長 :10,15 mm

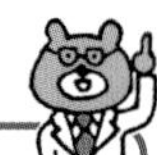

MEMO

●オーバーザワイヤー（OTW）

①シャフト全長をガイドワイヤーが通る.

②ワイヤーの操作性はよいが，バルーン交換時には 300 cm のロングワイヤーが必要.

③ PTA を行う場合，手技が終了するまでは，病変を通過したワイヤーを抜かない（真腔の確保）という大原則がある.

●モノレール（RX）

① RX は rapid-exchange のこと.

②バルーンに近い先端部のみガイドワイヤーが通る.

③バルーンを押す力，ひねる力はモノレールがすぐれる.

④バルーンの交換が容易で，ガイドワイヤーも抜けにくい.

3 治療の合併症

(1) 最も重篤なものは，血管破裂によるくも膜下出血．
母血管径に対してわずかに小さいサイズのバルーンを選択．
バルーンは非常にゆっくり加圧し，ゆっくり減圧する．

(2) 血管解離 / 急性閉塞に対し，冠動脈用ステントを使用する場合がある．

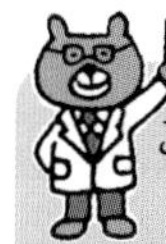

ここは押さえよう！　バルーンについて

❶ 特　徴

(1) シリコンやラテックスバルーンは素材そのものが伸び縮みし，コンプライアントバルーンとよばれる．
血管形成術への使用には適さない．拡張力も弱いが，バルーンが均等に拡張せず血管を破裂させるおそれがあるためである．

(2) PTA 用のバルーンは，伸縮性が少ない素材でできているが，圧によって径が変化し，セミコンプライアントバルーンとよばれる．

❷ 圧について

(1) nominal（ノミナール）とは，バルーンが表示されたサイズに拡張する気圧のことである．

(2) バルーンをさらに拡張したい場合には圧を上げる．
バルーンのパッケージにはこの対応表が必ず入っている．

(3) 圧を上げ続けるとバルーンは破裂する．
破裂するかもしれない圧を rated burst pressure（RBP）とよぶ．

⑤ 頭蓋内動脈狭窄治療用ステント

Wingspan が頭蓋内動脈硬化性病変の治療用に認められた.

a）Wingspan（日本ストライカー）

頭蓋内動脈狭窄治療自己拡張型ステント

1 適　応

頭蓋内動脈狭窄症に対する PTA によって生じた，血管解離，急性閉塞，切迫閉塞に対する緊急処置．ほかに有効な治療法がないと判断される PTA 後の再治療.

2 サイズ

ステント径（mm）	ステント長（mm）	推奨血管径
2.5	9	> 2.0 mm ～≦ 2.5 mm
	15	
3.0	9	> 2.5 mm ～≦ 3.0 mm
	15	
	20	
3.5	15	> 3.0 mm ～≦ 3.5 mm
	20	
4.0	15	> 3.5 mm ～≦ 4.0 mm
	20	
4.5	15	> 4.0 mm ～≦ 4.5 mm
	20	

3 留置方法

ステントが収納されたデリバリーシステム（3.5Fr）を病変部に誘導し，アウターボディーを引くことによってステントが展開される.

（1）マイクロカテーテルを病変遠位まで誘導.

(2) 0.014 inch 300 cm ガイドワイヤー（例 Transend 300Floppy）を十分末梢へ挿入.
(3) マイクロカテーテルを抜去.
(4) PTA を行う.
(5) デリバリーシステムを誘導する（エクスチェンジ法）.

4 適合最小ガイディングカテーテル

内径 0.064 inch，6Fr 以上で有効長 90 cm.

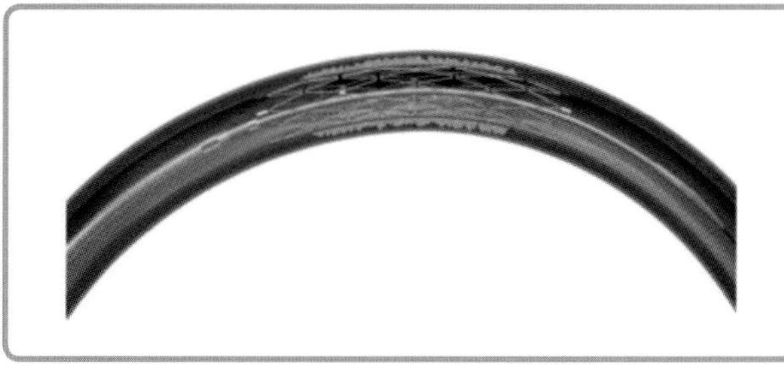

Wingspan 〔日本ストライカーより提供〕

b）冠動脈用ステントの流用

(1) 冠動脈用ステントはバルーン拡張型ステントである.
(2) 数多くの製品があるが，頭蓋内で使用するには，病変までスムーズに挿入される柔軟性やなめらかさ，留置後に血管を直線化させない彎曲性が求められる.
(3) Integrity（日本メドトロニック）等が使用される.
(4) 手技はバルーン拡張型なので，PTA に準ずる.

MEMO

8 AVM, d-AVF, 腫瘍の治療

〜塞栓術のコツを学ぼう〜

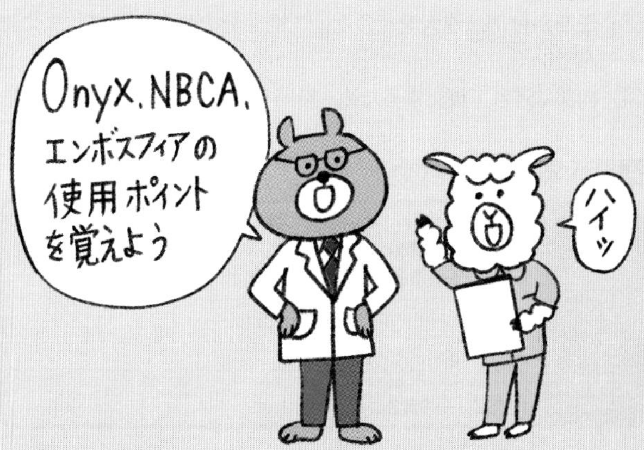

① 使用する塞栓物質

a）オニックス /Onyx（日本メドトロニック）

1 用途，特徴

（1）AVM(脳動静脈奇形)の術前塞栓.
（2）d-AVF(硬膜動静脈瘻)の経動脈的塞栓.
（3）保険承認されている唯一の液体塞栓物質.
（4）非接着性液体塞栓物質.

2 Onyx を構成するもの

（1）エチレンビニルアルコールコポリマー（EVOH）＝エバール EVAL.
合成樹脂で様々な食品容器に使用されている.
（2）ジメチルスルホキシド（DMSO).
有機化合物，無機化合物をよく溶かす溶媒，EVOH を溶かす.
（3）タンタル微粒子（Ta）＝金属（レアメタル）の粉.
人体に無害で X 線で見えるようにするため使用されている.

3 Onyx が析出する仕組み

（1）Onyx が血液や水に触れると，溶媒の DMSO が拡散して EVOH が析出し固まる.
（2）血液に接触する表面（液体の先進部）が殻のように固まる.
（3）圧をかけて，注入を行うと，先進部分の殻が破れて，先に進んでいく.
（4）内部は遅れて硬化するため，時間をかけて注入する事が可能.

4 Onyx の箱に入っているもの

不潔	Onyx 1 バイアル：黒い液体（DMSO ＋ EVOH ＋タンタル）1.5 mL Onyx 18 低濃度 Onyx 34 高濃度
	DMSO 1 バイアル：無色透明 1.5 mL
清潔術野へ	Onyx　用の白いシリンジ 1 mL　2 本
	DMSO　用の黄色いシリンジ 1 mL　1 本

5 準　備

(1) Onyxの中のタンタルがすぐに沈殿するため，20分以上撹拌する必要がある．
Onyxは専用の撹拌器で撹拌する（DMSOは撹拌不要）．

(2) 注入直前まで撹拌を継続しなければならない．

注意！
Onyxが足りなくなったと思ってから撹拌を開始しても20分以上使用できない！
使用量を予測して，十分な量を撹拌する．

① Onyx34：4バイアル
② Onyx18：4バイアル
③ 1台で4バイアルしか撹拌できないため，撹拌器は2台必要．目盛りは8とする．
④ひとつのバイアルを外した後，また撹拌のスイッチを入れる．

6 その他の使用器具

(1) ストップウォッチ．
(2) 1 mL注射器（造影用）．
(3) 18 or 20 G注射針（Onyx吸引用）．
(4) DMSO吸引用注射針．
(5) マラソンフローダイレクトマイクロカテーテル（日本メドトロニック）．
DMSOで溶解しないことが確認された製品のみ使用可能．
デバイススペック表 ▶ p.265, p.267, p.269
マイクロカテーテル1TIP，マイクロカテーテル2TIP，マイクロカテーテル フローダイレクト，にOnyx対応を表記した．
(6) 0.010マイクロガイドワイヤー．
(7) シャント速度の速い病変では，Onyxの静脈側へのすり抜けを防止するために先にコイルを留置することがある．

7 実際の手順

(1) 生食10 mLによりマイクロカテーテル内腔を洗浄．
(2) DMSOによりマイクロカテーテル死腔を満たす．

（マラソン 0.23 mL）

（3）Onyx を撹拌器より外し，シリンジに吸引，ハブに接続．

（4）ハブを上向きにしてシリンジを垂直に立てハブ内の DMSO を押し出す．
注入速度は 0.16 mL/ 分（0.25 mL/90 秒）を超えない．

（5）Onyx は注入，待機を繰り返しながら塞栓するため，待機時間を 30 秒ごとに術者に伝える．

8 合併症

（1）カテーテルの抜去困難と，それに伴う脳出血．

（2）流出静脈閉塞による脳出血が起こることもあり，予防的に引き続き摘出術が行われる場合や，全身麻酔を継続することもある．

（3）脳梗塞，けいれん．

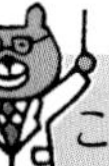

ここは押さえよう！　Onyx の使用ポイント

（1）Onyx34 を先に少量使用し，その後 Onyx18 を使用することが多い．プラグをカテーテル先端に作り，追加する Onyx がカテーテル手前側に逆流しないようにする．

（2）マイクロカテーテルが抜去しにくい場合，出血に配慮しヘパリンを中和することがある．

（3）麻酔導入後，ステロイド，抗けいれん薬を投与する場合もあり，医師に確認する．

（4）術後，全身麻酔の継続，鎮静を行う場合がある．

（5）バルトマジックカテーテルは使用禁忌．

（6）DMSO が呼気や汗から排出され数日間ニンニクに似た臭いがする．

b）NBCA（n-butyl-2-cyanoacrylate）

1 用　途

脳動静脈奇形，硬膜動静脈瘻，腫瘍に用いる液体塞栓物質．接着性である．

2 使用する薬剤など

（1）NBCA：青色タイプ，0.5 mL．

(2) ヨード化ケシ油脂肪酸エチルエステル（リピオドール®）.

(3) 5% ブドウ糖.

1）NBCA（n-butyl-2-cyanoacrylate）（BIBRAUN）

(1) 血液や生食，イオンと触れると，重合し硬化する.

(2) 5% ブドウ糖には接触しても硬化しない.

(3) 冷所保存品.

(4) X 線での造影性がないので，リピオドール® を混合する.

(5) 術者は，本品の特性を十分に理解していることが必要である.

2）リピオドール®（テルモ）

(1) 脂溶性造影剤：リンパ系撮影，子宮卵管撮影用.
ヨード化ケシ油脂肪酸エチルエステル.

(2) 淡黄色～黄褐色澄明の粘性の油液.
温度が高いと粘稠度が低くなるので加温する.

3 NBCA とリピオドール®の混合 / 準備

(1) リピオドール®を加温して粘稠度を下げる.

(2) 専用作業スペース（血液等の液体と触れないように）.

(3) 2.5 mL ロック付きシリンジ 2 本.

(4) 1.0 mL シリンジ 2 本（NBCA 用，5% ブドウ糖用）.

(5) 21G 注射針（NBCA の容器を穿刺する）.

(6) 19 or 20G 注射針（リピオドール® 吸引用）.

(7) 三方活栓（薬剤混合時に使用，ポリカーボネート製は不可，ポリプロピレン，ポリアミド，ポリスルホン製は使用に適する（1））.

(8) 5% ブドウ糖：ビーカーに出す.

(9) リピオドール®：ビーカーに出す.

(10) NBCA：樹脂製容器ごと清潔な状態で出す.

4 NBCA とリピオドール®の混合比

(1) NBCA の濃度によって硬化速度が変化する（**次頁表**）.
濃度を下げると，硬化速度は遅くなるが，混合液の粘稠度は高くなる.

(2) シャントの速度が早ければ，早く硬化させるために NBCA の濃度を上げる.
AVM では 20 ～ 30% が多い.

NBCA の濃度	硬化速度	接着性	粘稠度
濃い	早い	強い	低い
薄い	遅い	弱い	高い

5 実際の手順

（1）マイクロカテーテル内部を 5% ブドウ糖で十分洗浄.

（2）ハブ周囲も 5% ブドウ糖で洗浄.

（3）NBCA とリピオドール® の混合液を 1 mL シリンジに吸引したらドライヤーで加温してから，すばやく使用する．2.5 mL シリンジを使用した方が，注入速度が遅くなる.

（4）作製した NBCA を動注．注入時間は数秒～ 60 秒.

（5）注入終了後直ちにマイクロカテーテルを抜去.

6 マイクロカテーテル

カテーテル	メーカー	Onyx	NBCA
マジック	シーマン	禁忌	適合
マラソン	日本メドトロニック	適合	適合

液体塞栓を行う場合は，マイクロカテーテルの死腔を把握しておく

7 合併症

（1）カテーテル先端の接着，カテーテル抜去困難.

（2）脳出血：流出静脈の閉塞が原因.

（3）脳梗塞：NBCA が正常血管に迷入して起こる.

（4）カテーテルの破裂.

引用文献

1）工藤剛史，他：塞栓療法用懸濁液作成におけるプラスチック製三方活栓のリピオドールに対する耐久性の検討．神戸大学医学部紀要 2004；64：47-52.

c）エンボスフィア /Embosphere（日本化薬）

中心循環系血管内塞栓促進用補綴材

1 使用目的，効能効果

多血性腫瘍または動静脈奇形を有する患者に対する動脈塞栓療法に使用．髄膜腫，動静脈奇形で外頚動脈系からの流入血管に用いる．

2 頭頚部領域（脳神経外科領域を含む）の注意事項

(1) 神経栄養硬膜枝や内頚動脈，椎骨動脈との吻合に注意をはらう．
(2) 頭蓋内出血，脳神経障害および脳梗塞等の重大な有害事象のリスクがある．

3 添付文書を熟読すること

球状粒子で表面が滑らかなため PVA 粒子と異なり，栄養血管内の到達性が非常に高い．

4 組 成

アクリル系共重合体にブタ由来ゼラチンを含浸およびコーティングした親水性，非吸収性で生体適合性を有した球状粒子．粒子は無色透明．保存／保管方法：遮光，有効期間：36 か月．

1 シリンジ：総容量 9 mL，粒子容量 2 mL．

5 使用方法

(1) 本品注射筒内に約 9 mL の水溶性造影剤を吸い取って希釈する（計 18 mL）．造影剤濃度が 50% になる．三方活栓に本品注射筒内と 1 mL シリンジを装着させ，粒子が破損しないようにゆっくり 1 mL シリンジに引き入れ，粒子が均一なことを確かめてから投与する．ポンピングを行わない．希釈する場合，造影剤濃度が 50% になるように留意する．
(2) 粒子塞栓の場合，粒子は血流に乗って標的に流れて行くように使用する．したがって，マイクロカテーテルがウェッジした状態での使用は望ましくない．術後の出血防止の目的で栄養血管内に塞栓用コイルを追加する場合がある．

シリンジの色	粒子サイズ（μm）	適合カテーテル内腔（inch）
黄	100 ～ 300	0.013
青	300 ～ 500	0.018
赤	500 ～ 700	0.023
緑	700 ～ 900	0.027
紫	900 ～ 1200	血管造影用カテーテル

d）PVA 粒子

1 PVA とは？

（1）polyvinyl alcohol sponge（ポリビニルアルコールスポンジ）の粉末.

（2）吸水性であるが，体内で溶解吸収されない.

（3）海外では塞栓物質として承認，販売されているがわが国では未承認.
個人輸入した製品か，手作りになる.

e）血管閉塞用コイル（ファイバー付き）

ナイロン / ポリエステルの「毛」が出ていて血栓性が高く，早く閉塞する.

1 TruFill occlusion system（ジョンソン･エンド･ジョンソン）

種類	長さ
ストレート	2 ～ 7 mm
C シェイプ	6 ～ 16 mm
コンプレックス	20 ～ 100 mm

（1）TruFill コイルプッシャー：コイルを押し出す.

（2）マイクロカテーテル内腔は 0.021 inch.

2 Fibered Platinum Coils（FPC）（ボストン・サイエンティフィックジャパン）

末梢血管用

種類	長さ
18 ボルテックス 18 ボルテックスダイアモンド	22 ~ 85 mm
FPC 18	2 ~ 70 mm

（1）コイルプッシャー：コイルを押し出す.
（2）マイクロカテーテル内腔は 0.021 inch.

3 クックエンボライゼーションコイル（クックメディカルジャパン）

種類	長さ
トルネード 0.018 リバースタイプトルネード	20 ~ 142 mm 直径 3 ~ 10 mm
マイクロフェレット 多重らせん型，HILAT	5 ~ 52 mm

（1）専用のマイクロフェレット超選択的カテーテル
　　内腔 0.021 inch のマイクロカテーテル.
（2）0.018 inch コイルプッシャー：コイルを押し出す.

4 GDC-18 Fibered Vortex Shape（日本ストライカー）

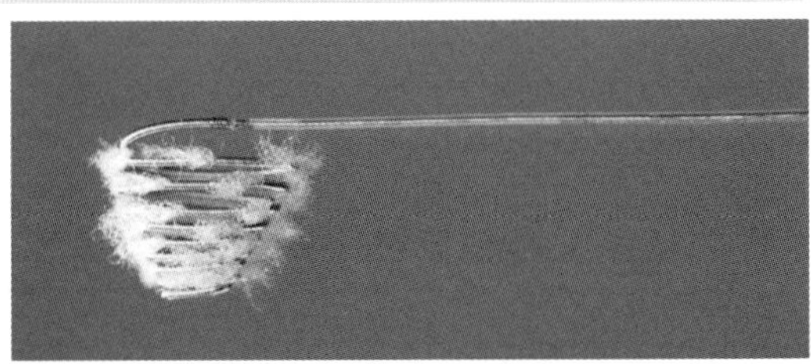

GDC-18 Fibered Vortex Shape
電気離脱式のファイバー付きコイル.〔日本ストライカーより提供〕

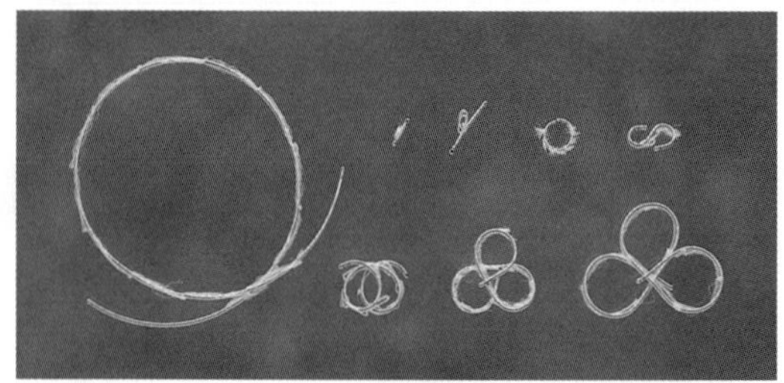

各種のファイバー付きコイル〔ボストン・サイエンティフィックジャパンより提供〕

(1) 脳血管用電気離脱式ファイバー付きコイル.
(2) 離脱システムは通常の GDC と同じ.
(3) 長さ 30 ～ 115 mm.
(4) 太い血管の閉塞に有用.

② 脳動静脈奇形（経動脈的塞栓術）

a）マイクロカテーテル

(1) 使用する塞栓物質によって，使用可能なマクロカテーテルが限定される.
(2) シャント近傍までマイクロカテーテルを誘導することが重要.
(3) 遠位まで，屈曲した血管内を進める必要がある.
(4) 使用するマイクロカテーテルに対応した，中間カテーテルを選択する.

b）Onyx

(1) 保険承認された液体塞栓物質であり，第1選択となる.
(2) ナイダス近傍の流入血管にマイクロカテーテルを挿入する.
(3) マイクロカテーテル先端にプラグを作成し，逆流を少なくして，注入（プッシュ）を行う.
(4) Onyx の注入される（進む）血管を確認しながら，ゆっくりと注入する．望まない血管に注入される場合は，注入を停止する．再度注入を開始し，目的の血管に注入されるまで，注入，停止を繰り返す．注入を行っている血管の領域を超えて複数の流入血管領域を閉塞できる.
(5) 注入（圧入）して使用するため，予期せぬ分枝への迷入が起こりうる.

(6) マイクロカテーテル先端部には必ず逆流が起こるので，マイクロカテーテル抜去が困難にならないか，常に留意する.

(7) 抜去困難の防止には，Onyx を逆流させすぎないこと，マイクロカテーテルの先端位置，中間カテーテルの使用スネアの併用などが重要になる .

(8) 術後管理

術後脳出血予防の観点から血圧のコントロールは重要である. 全身麻酔を継続し血圧コントロール，沈静を行う場合もある. 抗けいれん薬や，脳浮腫に対してステロイドを投与する場合がある.

c) NBCA

(1) 目的外使用となる . 利点もあり現在も使用されている.

(2) ナイダス近傍の流入血管にマイクロカテーテルを挿入する.

(3) マイクロカテーテルが血管にウエッジしていれば，圧入できるが，そうでなければ，血流に乗せてマイクロカテーテルで撮影される範囲に，流し込むイメージ.

(4) 各流入血管に，マイクロカテーテルを入れ直し，塞栓を行う.

(5) 流入する範囲が予測可能なので，静脈まで流し込まなければ，安全に使用できる.

(6) 接着性があるが，低濃度で使用すれば，マイクロカテーテルの抜去困難は起こりにくい.

d) コイル

(1) 単独での治療効果は少ない.

(2) Onyx，NBCA との併用で使用される.

(3) 安全性は高い.

(4) 脳動静脈奇形の治療にはあまり使用されない.

③ 脳動静脈奇形（経静脈的塞栓術）

a）マイクロカテーテル

静脈側からナイダス内へ進める．

b）Onyx

（1）ナイダス・導出静脈を完全に閉塞させる．

（2）高度なテクニックと経験が必要．

MEMO

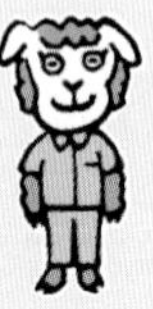

④ 硬膜動静脈瘻に対する経動脈的塞栓術（TAE）

a）マイクロカテーテル

(1) 脳動静脈奇形同様に，シャント近傍までマイクロカテーテルを進める.
(2) 中間カテーテルを使用し，マイクロカテーテルをサポートする必要がある.
(3) Sceptor C（テルモ）が使用できると有用性は高い.

b）Onyx

(1) 保険承認された液体塞栓物質であり，第1選択.
(2) 中硬膜動脈などの硬膜枝で使用できれば，有効性は非常に高くなる．術前にどの血管をメインに塞栓するか十分に検討する.
(3) Onyx18を使用する場合が多い.
(4) プラグ作成の代わりに，Sceptor C（テルモ）を使用し，バルーンを拡張させた状態で，ワイヤールーメンから注入する．硬膜動脈で実施できれば，非常に有用.
(5) マイクロカテーテルから注入する場合，できるだけシャントポイント近くまで進める．マイクロカテーテル先端が血管にウェッジできると，プラグと同様の効果を生む.
(6) メインに注入する動脈以外の流入血管を，コイルやOnyx，NBCAで閉塞したり，バルーンで一時的に血流を遮断するなど，フローコントロールも有用.
(7) 注入と待機を繰り返しながら塞栓を行う．DSAのみで注入を行うと，被曝線量が上昇するため，ブランクロードマップを多用する.
(8) 注入を開始しても，ダイレクトにシャント部にOnyxが注入されるわけではなく，流入血管のネットワークを潰すように，注入されてやがてシャントを超えて静脈側に注入される.
(9) 脳神経を栄養する血管や，内頚動脈，椎骨動脈へのOnyx迷入が起こらないように，十分な注意が必要．術前の血管造影で写っていなくても，解剖学的に吻合がある部位を理解し，逆流の許容範囲を想定しておく.
(10) 罹患静脈洞に正常な静脈還流が認められる場合，静脈洞内でバルーンを拡張し，正常静脈洞内への Onyx 迷入を防ぐ．動脈と静脈の穿刺が必要になる．

(11) 術後管理

皮質静脈への逆流が認められる症例では，下記治療が検討される．

抗けいれん薬投与の確認．

抗凝固療法（皮質静脈への逆流が停止することで，静脈のうっ滞が起こり，血栓化が進む場合がある）の確認．

c）NBCA

(1) 目的外使用となる．液体塞栓物質の第 1 選択ではなくなった．

(2) ナイダス近傍の流入血管にマイクロカテーテルを挿入する．

(3) マイクロカテーテルが血管にウエッジしていれば，シャントを超えて注入できる確率が高くなる．血管内部を 5% ブドウ糖で満たすことが重要．

(4) 接着性があるが，低濃度で使用すれば，マイクロカテーテルの抜去困難は起こりにくい．

d）コイル

(1) Onyx 注入に適さない流入血管の遮断に用いる．

(2) Onyx をシャント部位に到達させやすくすることが目的．

⑤ 硬膜動静脈瘻に対する経静脈脈的塞栓術（TVE）

1 目的：罹患静脈洞を，コイル等で閉塞する

（1）シャントの導出部を閉塞することで，シャントを停止させる.
（2）Onyx が使用可能になるまでは，主たる治療法であった.
（3）現在は Onyx による経動脈塞栓が困難な場合に選択される.
（4）海面静脈洞部には現在も第 1 選択となる.

a）マイクロカテーテル，ガイディングシステム

（1）コイルが通過可能なマイクロカテーテルを使用する（動脈瘤塞栓時と同様）.
（2）罹患静脈洞が閉塞している場合，閉塞部を貫通して到達する必要がある.
（3）マイクロカテーテルをサポートする必要があり，4.2Fr カテーテルは必須.
（4）6Fr ガイディングシース，6Fr ガイドカテーテル，4.2Fr カテーテルを使用し，サポート性を高める場合がある.
（5）組み合わせは様々である.

b）ガイドワイヤー

（1）罹患静脈洞が閉塞している場合，4.2Fr カテーテルに 0.035 inch のガイドワイヤーを使用して，閉塞部位を貫通させる.
（2）閉塞部位を貫通できたら，4.2Fr カテーテルをできるだけ閉塞部に押し込み，ブランクロードマップを作成し，0.035 inch のガイドワイヤーを抜去する.
（3）ガイドワイヤーが抜去された跡が，画面に残り，マイクロカテーテルの挿入が容易になる.
（4）マイクロガイドワイヤーは，先端荷重の大きい製品を選択する.

c）コイル塞栓

（1）罹患静脈洞の塞栓を行う場合，静脈洞の形状に留意する.
（2）隔壁があり，多房性になっている場合が多い.
（3）詰め残しの空間を作らないように，はじめの段階はピースミールに閉塞する.
（4）皮質静脈への出口は，マイクロカテーテルの誘導が容易な段

階で閉塞を考慮する.

(5) 多くのコイルを使用する可能性があり，できるだけ長いコイルを選択する.

d) NBCA

(1) コイルがある程度閉塞した段階で，一部シャントが残存した場合に使用する.

(2) 金属との併用で，接着性が高くなるので要注意.

e) Onyx

(1) NBCA と同様の目的で使用

(2) コイルの使用量を減らすことができる

(3) 有用性は大きい

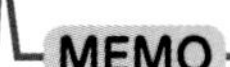

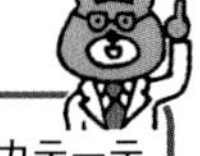

●液体塞栓物質を使用した場合，注入後マイクロカテーテルは当然抜去される.
再度マイクロカテーテルを静脈洞内に挿入することは困難となるので，最終段階での使用となる.

MEMO

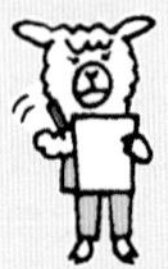

9　血管内治療に関連する試験

～BOT と CSS ってどんな試験？～

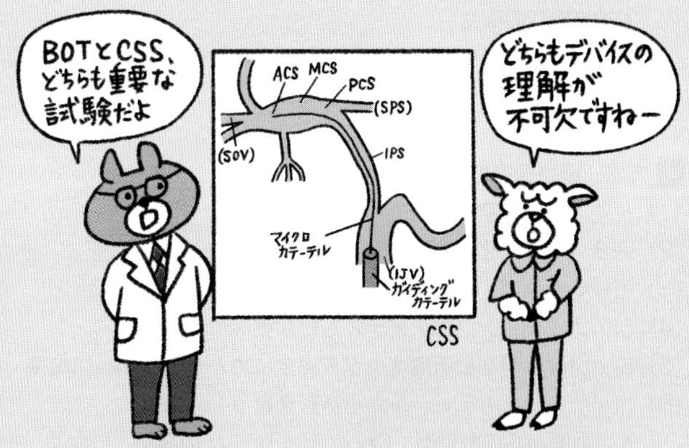

① バルーン閉塞試験（balloon test occlusion：BOT）

1 目 的

（1）標的血管の閉塞時に，側副血行路が機能するか確認する．

（2）一時的な閉塞や，永久閉塞に耐えうるか確認する．

2 対 象

（1）巨大脳動脈瘤に対する母血管閉塞．

（2）内頚動脈を巻き込んだ頭蓋底部髄膜腫の術前評価．

（3）眼動脈分岐部動脈瘤の眼動脈閉塞時の側副路確認．

3 方法―内頚動脈閉塞の場合

（1）両側大腿動脈穿刺　4Fr と 5Fr.

（2）完全ヘパリン化 ACT300 以上．

（3）可能であれば，事前にバイアスピリン投与．

（4）5Fr からバルーン閉塞用カテーテルを挿入．

（5）4Fr から診断用カテーテル挿入．

①バルーン拡張中に，対側内頚動脈撮影，優位側椎骨動脈撮影，外頚動脈撮影を実施．

② DSA を行い，静脈描出のタイミングの違いを計測する．

③ RI 使用の場合．
バルーン拡張中に，所定の手順で RI を注入する．

④神経症状の確認．
閉塞反対側の手に，握ると音の出る人形をもたせて，指示通りの回数鳴らせるか確認する．

4 方法―眼動脈瘤の場合

（1）一側大腿動脈穿刺　5Fr.

（2）完全ヘパリン化 ACT300 以上．

（3）可能であれば，事前にバイアスピリン投与．

（4）5Fr ガイディングカテーテルを総頚動脈に留置．

（5）ScepterC 等を動脈瘤ネックを完全にカバーするように拡張．

（6）ガイディングカテーテルから造影を行う．
外頚動脈からの眼動脈，Choroidal brush の確認．

5 使用するバルーン

コンプライアントバルーンを使用する

(1) セレコン MP カテーテル II 5.2Fr（テルモ）
- ダブルルーメン.
- ガイディングカテーテルが不要で簡便.
- 動脈圧モニター（スタンププレッシャー）が可能.
- 頚部頚動脈分岐部に使用が限定される.
- 実際の閉塞部位よりも心臓側での閉塞になる.

(2) ScepterC（テルモ）
- ダブルルーメン.
- ガイディングカテーテルが必要（5Fr 以上）.
- 実際の閉塞部位を再現可能.
- 眼動脈のテストの場合，ガイディングカテーテルから撮影すれば，側副路を確認できる.
- スタンププレッシャーは計測可能.

(3) SHOURYU（カネカメディックス）
- シングルルーメン.
- ガイディングカテーテルが必要（5Fr 以上）.
- 実際の閉塞部位を再現可能.
- 眼動脈のテストの場合，ガイディングカテーテルから撮影すれば，側副路を確認できる.
- スタンププレッシャーは計測できない.

6 評価方法

(1) 血管造影所見：閉塞血管以外の血管を撮影する.
前交通動脈，後交通動脈，外頚－内頚動脈吻合からの側副路確認.
内頚動脈閉塞の場合，前脈絡叢動脈が盲端にならないか確認する．盲端になっていると，遅発性に閉塞する危険性がある.
静脈相の出現速度の違い（遅れ）を確認する.

(2) RI 検査.

(3) スタンププレッシャー測定.
閉塞部遠位の動脈圧を計測し，残存圧を計測する.

(4) 閉塞中の神経症状の確認:少しでも神経症状が出現した場合は，閉塞に耐えられないので，直ちに閉塞を解除し，試験を終了する.

7 評価内容

（1）バイパスなしに永久閉塞可能.
（2）一時的な閉塞には耐えうる.
（3）永久閉塞にはバイパスが必須.
（4）眼動脈瘤の場合，外頚動脈との吻合が確認できれば，動脈瘤と眼動脈が閉塞し，完全閉塞する可能性が高くなる.

8 注意すべき合併症

（1）血流遮断による血栓形成.
（2）バルーンによる血管損傷.
（3）高度の虚血があるのに，試験を継続したことによる脳虚血.

MEMO

② 海綿静脈洞サンプリング（cavernous sinus sampling：CSS）

1 目 的

（1）Cushing 病で，副腎皮質刺激ホルモン（ACTH）産生部位を診断する.

（2）海綿静脈洞内から直接血液サンプルを採取.

2 方 法

カテーテルを入れ替えることなく，左右同時に検体採取するのがポイント.

1）使用する器具

シースキット	4Fr　1 個　診断造影用 5Fr　2 個　静脈穿刺用
診断用カテーテル	4Fr　1 本
ガイディングカテーテル	5Fr　2 本
マイクロカテーテル	ワンマーカー　2 本
ガイドワイヤー	0.035　1 本 マイクロガイドワイヤー　1 本
ACTH 用スピッツ	11 本　ラベルはあらかじめ作成しておくとよい
シリンジ	2.5 mL　11 本　20G 注射針　11 本

2）手順

（1）海綿静脈洞の形や，下錐体静脈洞（IPS）の開口部を確認するため，左右いずれかの総頚動脈に診断用カテーテルを留置.

（2）下錐体静脈洞開口部にガイディングカテーテルを留置.

（3）海綿静脈洞前方にマイクロカテーテルを留置し採取開始．後方部のみからサンプリングする場合もある.

（4）ホルモン検査なので，スピッツは指定されたものを用意する．あらかじめ検査部に確認しておく.

（5）corticotropin-releasing hormone（CRH）100 μg 負荷を行い，サンプリングする場合もある.

3）検体採取部位

左右同時に検体が提出されるので間違えないように注意.

採取部位	ラベルの例
海面静脈洞前方　ACS	右：RACS，左：LACS
海面静脈洞中間　MCS	右：RMCS，左：LMCS
海面静脈洞後方　PCS	右：RPCS，左：LPCS
下垂休静脈洞	右：RIPS，左：LIPS
上大静脈	SVC
下大静脈	IVC
大腿静脈	FV

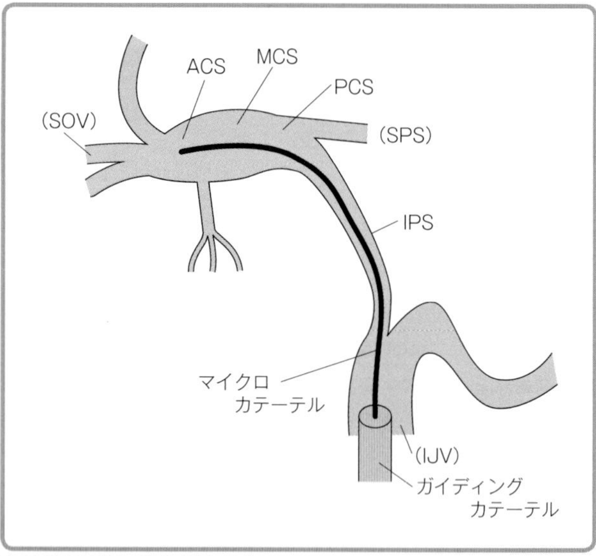

海綿静脈洞側面像と採血部位

10　治療前準備

～まずは準備を完璧に！～

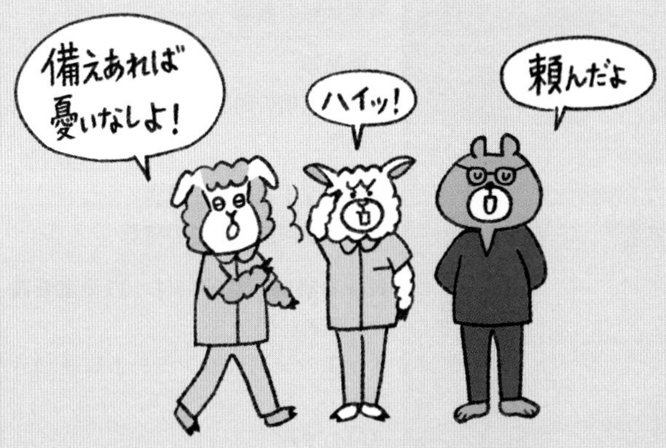

① 治療前準備の流れ

a）手術前日

疾患名	治療内容の確認 予定アクセスルートの確認
麻酔	全身麻酔 or 局所麻酔 入室時間 麻酔科指示の確認　前投薬
血液データ確認	血液一般 腎機能（血清クレアチニン値） VerifyNow or 血小板凝集能
アレルギー（既往の確認）	禁止薬剤 造影剤アレルギー
絶飲食	時間の確認　食止めの指示が出ているか確認
内服薬	手術当日の内服に関する確認 抗血小板薬は継続投与 ビグアナイド系糖尿病用剤が，指示通りに中止されている
入浴	清潔状態の確認
穿刺部の確認	動脈触知 穿刺部末梢の動脈触知（足背動脈，橈骨動脈）
末梢ルート	当日確保する血管を確認 ルート確保禁止部位の確認
術前オリエンテーション	病棟看護師　あるいは　カテ室看護師の患者訪問 オリエンテーションシートに基づき説明 当日の流れ 術後の流れ，安静度

除毛	入浴後　必要最低限の範囲を除毛
アクセサリーその他	義歯の確認　当日はずすことを確認 指輪，ヘアピン マニキュアの除去
同意書の確認	必要な書類が揃っているか確認する

b）当日病棟

バイタルチェック	検温　血圧測定
末梢ルート確保	施設の決まりに準ずる 病棟で確保する場合，何度も穿刺を行わない ルート確保が困難な場合，麻酔科に相談する
内服	指定薬剤の内服の確認
絶飲食	指定通りに行われたか確認

c）カテ室内での準備（備品）

(1) 基本セット

シリンジ	2.0 or 2.5 mL ACT 採血用	2～3本
	5 mL	2～3本
	10 mL	2～3本
	色付き 10 mL シリンジ＋注射針	1組
	1 mL メダリオン	2本
カップ	200 mL 生理食塩水用	2個
	100 mL 造影剤用	2個
	300 mL 廃液用	1個
	50 mL 消毒液用　＋　綿球4個	1組

廃液用ボックス	あれば	1個
ベイスン / バット	ガイドワイヤー，カテーテル収納用	1～2個
血管撮影用オイフ	専用の穴あきオイフ	1個
	透明フィルム（オイフの穿刺部用）	2枚
テープ	シース等を固定する（滅菌済）自作可 3M ステリストリップ（6本入り）	4～6本
ガーゼ	10枚入り	2～3袋
3方活栓	透明度が高く内部の気泡が確認しやすいもの	2個以上
カバー	X線防護板，フラットパネル，X線管 覆う対象の大きさに応じて	数枚
耐圧チューブ	インジェクタとの接続用	1本
逆流防止弁	ガイドワイヤー使用時の血液逆流防止	1～2個
血管内治療用動脈ライン	シングル　ダブル　トリプル	1～2個

d）薬剤

造影剤（加温）	ヨード含有量 300 mg/mL	50 mL，100 mL
ヘパリン加生食（加温） カップ，ベイスン用	生食 500 mL ＋ヘパリン 5000 E すぐ追加できる様に生食の予備も加温	2本

ヘパリン加生食 加圧バッグ用 （加温）	生食 1000 mL ＋ヘパリン 5000 E 使用直前まで加温	1 個
ヘパリン	ボーラスインジェクション用	体重 10 kg に 1000 単位
プロタミン硫酸塩	ヘパリン中和用　緊急で使用する可能性があり，指示があればすぐに使用できるように準備しておく 生理食塩水 /5% ブドウ糖で希釈	100 mg/ 10 mL
消毒液（加温）	イソジン ヒビテン（クロルヘキシジン）	ボトル
鎮痛剤　鎮静剤	ソセゴン　ホリゾン	

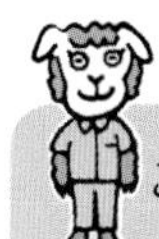

ここは押さえよう！　ACT 測定の手順

ヘパリン化の指標として用いる．前値の 2 ～ 2.5 倍を 1 つの指標とする．

(1) 医師に 2.5 mL ロックなしシリンジを渡し，テストチューブの蓋を開けて待機する．
(2) 医師が血液 2 mL を採り，テストチューブに入れる．
(3) テストチューブ内に血液が入ると同時にスタートボタンを押す．
(4) テストチューブを上下逆さにゆっくり振る（活性剤と血液を混ぜるため）．
(5) 15 カウントのところで，差込口にテストチューブを押しこみ，ディテクターランプが点灯するまで静かに右に回転させる．
(6) 血液が凝固すると，ブザーが鳴り，秒単位で結果が表示される．

e）治療室での患者の準備

（1）本人確認・説明.

ID バンド，口頭での氏名確認.

適宜，声かけしながら準備を進める.

（2）生体モニター装着.

①心電図モニター

ラインは胸部や頸部をまたがないように装着.

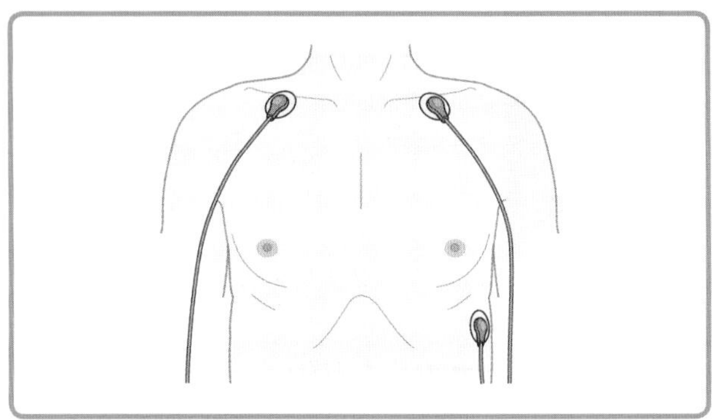

②血圧測定マンシェット

治療穿刺肢，処置禁忌肢（内シャントや乳癌リンパ郭清術後など）以外にマンシェットを装着.

③酸素飽和度プローブ

治療穿刺肢，血圧測定肢以外に装着.

④呼気終末二酸化炭素分圧ライン

鎮静時や全身麻酔下の場合に使用.

（3）ラインの整理.

①点滴ライン

下肢側に点滴ボトルをまとめ，薬液投与時に対応できるようにラインを管理.

②尿道留置カテーテル

ランニングチューブは左大腿内側にテープ固定し，左膝下を通して検査台に固定.

透視台が動く際に引っかからないように注意.

③各種モニターライン

ペアン等を用いて整理.

(4) 尿道留置カテーテルの挿入，局部カバー貼付等.

①尿道留置カテーテル

全身麻酔下や長時間の治療，治療後の安静時間が長い場合は留置.

②局部カバー

大腿動脈触知部位より２～３横指内側に貼り，内部はガーゼで保護．両側穿刺が可能なように貼ることが重要.

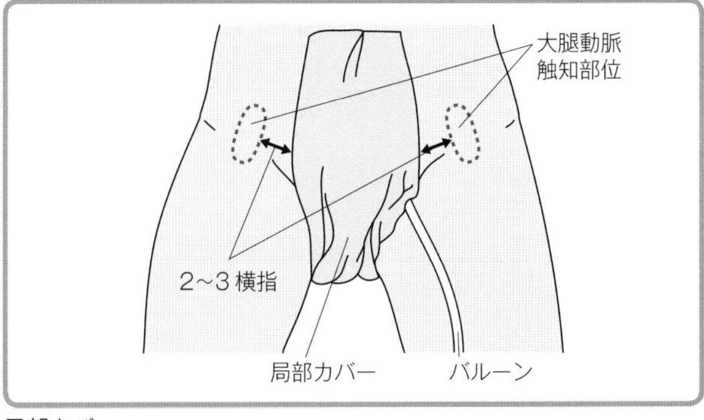

局部カバー

③穿刺部からの汚染防止

穿刺部位の下に撥水布とガーゼを敷く.

④足背動脈の確認.

(5) 作業台の設置.

各ラインケーブルが所定のルートを通っているか確認する.

(6) 頭部の向き

下顎が上がっているか，下がっているかによって撮影可能な角度に大きな差が出る．下顎を上げる場合，肩から背中の下に，タオルを入れたりマットを厚くするなどの工夫が必要になる.

(7) ・挿管チューブの位置，蛇管支持器の位置
・麻酔器と患者をつなぐラインの位置
・ベッドが移動したときにぶつからないように確認
・回転 DSA 時に，接触しないことを確認

MEMO

11　治療後の管理・ケア

～最後まで気を抜かずに！～

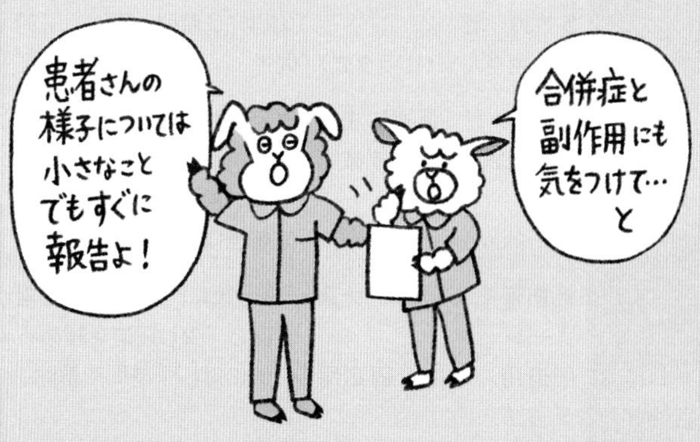

① 治療後の管理

a）シース抜去のタイミング

止血部位	止血方法	ヘパリン中和	タイミング	実施場所
大腿動脈	止血デバイス使用	なし>あり	手術直後	カテ室
	用手圧迫	あり	手術直後	カテ室
		なし	4 時間以降	病室
橈骨動脈	TR バンド	なし>あり	手術直後	カテ室
上腕動脈	用手圧迫	あり	手術直後	カテ室
		なし	4 時間以降	病室

b）シース抜去に使用する器具

止血部位	用意する備品	圧迫解除時間
大腿動脈	絆創膏あるいはファスナート 圧迫用パッド　固定用テープ 5 枚ガーゼ 止血用ベルト（ヒラタ式）	止血デバイス使用時　3 時間 用手圧迫　1Fr に対し 1 時間 （6Fr　6 時間，7Fr　7 時間）
橈骨動脈	TR バンド　最初に注入した空気の量を必ず確認	30 分毎に 2cc 脱気する 血液が漏れる場合は脱気した分を戻し，30 分毎の脱気を繰り返す
上腕動脈	絆創膏あるいはファスナート 圧迫用パッド　固定用テープ 5 枚ガーゼ 弾力包帯	30 分後に，弾力包帯を巻き直し，少し圧迫を緩める 1Fr に対し 1 時間で解除

c）止血後　シース留置時の観察点

穿刺部位	出血の有無 皮下血腫の有無 シースを残している場合，接続した回路などからの漏れがないか十分注意する 太いシースから血液が漏れた場合，大出血となる
穿刺部位の末梢	変色の有無，動脈の触知

② 治療後に発生する合併症・副作用

a）穿刺部仮性動脈瘤

1 発生時期

（1）シース抜去数時間後～翌日が多い．

（2）シース抜去直後に皮下血腫をつくっていると要注意．

（3）肥満の患者は要注意であるが，やせていても発生する．

2 症　状

圧迫ベルトを解除した後や，ベッド上で少し力んだ後，突然強い痛みと，拍動性の腫瘤が出現する．

3 診　断

（1）押すと痛がる拍動性の腫瘤があれば疑う．

（2）急に腫瘤が出現した場合も疑わしい．

（3）超音波検査を行えば診断できる．血管に空いた穴の位置を把握することが重要．CTA も有用．

4 治　療

1）エコーガイド下での用手圧迫

（1）治癒できる確率は高いが，コツがある．

（2）ルート確保し，痛がるので鎮静する［ジアゼパム（ホリゾン® 5 mg），ペンタゾシン（ソセゴン® 15 mg）］．

（3）降圧する「ニカルジピン（ペルジピン®）持続等］．

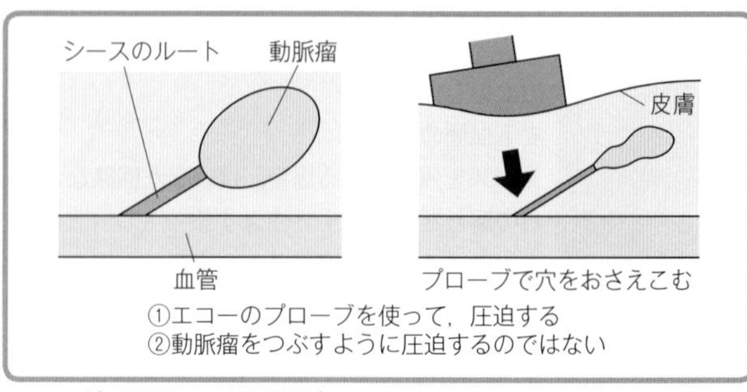

エコーガイド下での用手圧迫

(4) シースが刺さっていた動脈の穴をしっかり圧迫することが重要.
(5) うまくいくと数分の圧迫で消失するが，1時間以上かかることもあるので，粘り強く試みる.

2) 外科的血管形成

エコーガイド下の圧迫に失敗した場合は，外科的に縫合する.

b) 後腹膜血腫

脳血管内治療の治療結果を左右する重大な合併症になりうる，決して無視できないものである.

1 発生時期

(1) シース挿入直後からすでに起こりはじめている可能性がある.
(2) 治療終了時に異変に気づくこともあるし，ICUに帰室後判明することもある.
(3) シース抜去後に起こる可能性もある.

2 発生原因

(1) 不適切な穿刺位置.
　鼠径靱帯よりも中枢側を穿刺すると，圧迫止血が困難.
(2) ガイドワイヤーによる血管穿孔
　シース挿入時に，ガイドワイヤーが分枝に迷入し生じる.
(3) 抗血小板薬内服，ヘパリンの使用が出血を助長する.

3 症　状

ショック，貧血，頻脈，嘔吐．

その後播種性血管内凝固（DIC）を起こすなど重篤化する場合もある．

4 診　断

(1) 採血結果で貧血が進行していれば，疑わしい．
血管内治療終了時，翌日の採血は必須である．

(2) 単純 CT を行えば，後腹膜，腸腰筋内に血腫が確認できる．

(3) シース抜去前であればシースから造影する，出血が持続しているかどうか CTA を施行し，確認する．

5 治　療

予防することが最も重要

(1) 透視で穿刺位置を確認．

(2) ガイドワイヤーを進める方向も重要．

(3) シース挿入後穿刺部を撮影し，異常がないことを確認．
穿刺部の止血が完了するまでヘパリン開始も少し遅らせる．

(4) 早期発見，ヘパリンの中和．

(5) 分枝から出血していれば塞栓術を行う．

c）コレステロール結晶塞栓症[1)]

コレステロール結晶塞栓症（cholesterol crystal embolism：CCE）．頻度は低いが予後不良の疾患で，高齢者を治療する機会が増加すれば，遭遇する機会も増加する．

1 原　因

(1) 大動脈の動脈硬化性プラークが破綻．
アテロームから放出されコレステロール結晶が全身の微小血管を閉塞．

(2) 脳血管造影検査を含むカテーテル操作後の発生．

(3) 抗血小板療法，抗凝固療法開始後に発生．

2 症状／診断

(1) 皮膚症状：両下肢（足趾）の網状斑，紫斑，壊死潰瘍．

(2) 腎障害：BUN > 30 mg/dL, クレアチニン> 2.0 mg/dL.
(3) 好酸球増多.
(4) 生検：皮膚生検で，コレステロール結晶を証明.
血管造影検査後に，足趾の変色，腎機能障害の悪化をみた場合にはまず疑う．腹痛や消化管出血を認める場合もある.

3 治　療

(1) ステロイド投与（パルス療法を含む).
(2) プロスタグランディン投与.
(3) 血漿交換.
(4) 血液透析.
(5) 抗凝固療法の中止.
*予後不良なため，早期診断，早期治療が重要.

引用文献

1) Funabiki K, *et al.*：Cholesterol crystal embolization (CCE) after cardiac catheterization：a case report and a review of 36 cases in the Japanese literature. *Jpn Heart J* 2003；**44**：767-774.

d) 脱　毛

1 原　因

放射線障害による脱毛が起こる場合がある.
①透視時間が長いほど起こりやすい.
②大型動脈瘤.
③硬膜動静脈瘻に対する経静脈的塞栓術（TVE).

2 被曝線量の低減

①透視時間の短縮.
② DSA 装置のモニターの値をチェック.
③術者に線量が増加していることを伝える.

3 脱毛の時期

(1) 術後２～３週目がピーク.
・洗髪時に髪が抜ける.
・起床時に枕に髪が多くつく.

・範囲は限局的で四角形に抜ける.

(2) 3か月ほどで髪は生え，やがて元に戻る.

4 治　療

(1) 放射線皮膚炎，円形脱毛症の治療に準じ，ステロイド軟膏の塗布.

(2) 脱毛の可能性を前もって説明しておくことも重要.

5 その他の放射線障害

白内障，皮膚炎等がある.

MEMO

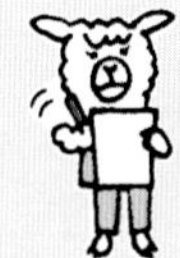

MEMO

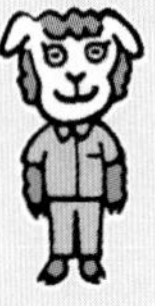

付　録

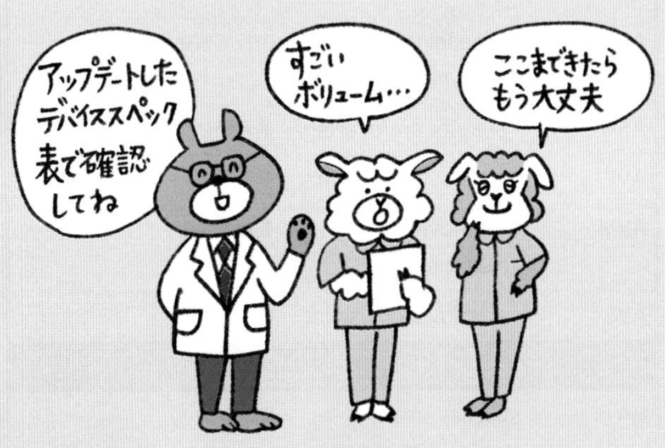

① よく使う略語

A		
ACA	anterior cerebral artery	前大脳動脈
ACC	anterior condylar cofluence	大後頭孔付近の dAVF に関連する部位
Acom	anterior communicating artery	前交通動脈
ACT	activated clotting time	活性化凝固時間
ADAPT	a direct aspiration first pass technique	機械的血栓回収において，直接吸引を最初に行う方法
AICA	anterior inferior cerebellar artery	前下小脳動脈
AMA	accessory meningeal artery	副硬膜動脈
AN	aneurysm	動脈瘤
APhA	ascending pharyngeal artery	上行咽頭動脈
ASA	anterior spinal artery	前脊髄動脈
AVF	arteriovenous fistula	動静脈瘻
AVM	arteriovenous malformation	動静脈奇形
AVS	arteriovenous shunt	動静脈短絡
B		
BA	basilar artery	脳底動脈

BAD	branch atheromatous disease	穿通枝が分岐する主幹動脈の動脈硬化によって起こる脳梗塞
BADA	basilar artery dissecting aneurysm	脳底動脈解離性動脈瘤
BAO	basilar artery occlusion	脳底動脈閉塞
BOT = BTO	balloon occlusion test	バルーン閉塞試験
	C	
CAS	carotid artery stenting	頚動脈ステント留置術
CCA	common carotid artery	総頚動脈
CCE	cholesterol crystal embolism	コレステロール結晶塞栓症
CCF	carotid-cavernous sinus fistula	頚動脈海綿静脈洞瘻
CEA	carotid endarterectomy	頚動脈内膜剝離術
CS	cavernous sinus	海綿静脈洞
	D	
DAC	distal access catheter	マイクロカテーテルを安定させるために使用する中間カテーテル
DAPT	dual anti-platelet therapy	抗血小板薬二剤併用療法
dAVF	dural arteriovenous fistula	硬膜動静脈瘻

DMSO	dimethyl sulfoxide	ジメチルスルホキシド
DSA	digital subtraction angiography	デジタル減算造影法
	E	
ECA	external carotid artery	外頚動脈
EDV	end diastolic velocity	拡張末期血流速度
ESUS	embolic stroke of undetermined source	塞栓源不明脳塞栓症
	F	
FA	facial artery	顔面動脈
FD	flow diverter	フローダイバーター (Pipeline, FRED, Surpass Streamline)
FMD	fibromuscular dysplasia	線維筋性異形成
	G	
GVG	great vein of Galen	ガレン大静脈
	H	
HHT	hereditary hemorrhagic telangiectasia	遺伝性出血性毛細血管拡張
HIT	heparin-induced thrombocytopenia	ヘパリン起因性血小板減少症
HITS	high intensity transient signals	一過性高輝度信号

I		
ICA	internal carotid artery	内頚動脈
ICO	internal carotid artery occlusion	内頚動脈閉塞
IJB	internal jugular vein	内頚静脈
ILT	inferolateral trunk	下外側幹
IMA	internal maxillary artery	上顎動脈
IOV	inferior ophthalmic vein	下眼静脈
IPS	inferior petrosal sinus	下錐体静脈洞
ISS	inferior sagittal sinus	下矢状静脈洞
IVNR	interventional neuroradiology	≒脳血管内治療
IVR	interventional radiology	≒血管内治療
IVUS	intravascular ultrasound	血管内超音波
J		
JB	jugular bulb	頚静脈球
JV	jugular vein	頚静脈
L		
LA	lingual artery	舌動脈
M		
MCA	middle cerebral artery	中大脳動脈

MCO	middle cerebral artery occlusion	中大脳動脈閉塞
MES	micro embolic signals	微小塞栓信号
MMA	middle meningeal artery	中硬膜動脈
MT	mechanical thrombectomy	機械的血栓回収療法
	N	
NBCA	*n*-butyl-2-cyanoacrylate	シアノアクリレート系接着剤
NIRS	near-infrared spectroscopy	近赤外線スペクトロスコピー
	O	
OA	occipital artery	後頭動脈
	P	
PAA	posterior auricular artery	後耳介動脈
PCA	posterior cerebral artery	後大脳動脈
PCI	percutaneous coronary intervention	経皮的冠動脈形成術
Pcom	posterior communicating artery	後交通動脈
PICA	posterior inferior cerebellar artery	後下小脳動脈

PSA	posterior spinal artery	後脊髄動脈
PSV	peak systolic velocity	最大収縮期速度
PTA	percutaneous transluminal angioplasty	経皮経管血管形成術
PVA	polyvinyl alcohol	ポリビニルアルコール
	R	
RBP	rated burst pressure	破裂危険圧
RX	rapid exchange	急速交換
	S	
SAH	subarachnoid hemorrhage	くも膜下出血
SAPT	single anti-platelet therapy	抗血小板薬単剤療法
SCA	superior cerebellar artery	上小脳動脈
SHA	superior hypophyseal artery	上下垂体動脈
SMCV	superficial middle cerebral vein	浅中大脳静脈
SOV	superior ophthalmic vein	上眼静脈
SPS	superior petrosal sinus	上錐体静脈洞
SSS	superior sagittal sinus	上矢状静脈洞

STA	superficial temporal artery	浅側頭動脈
SThA	superior thyroid artery	上甲状腺動脈
STS	straight sinus	直静脈洞
	T	
TAE	transarterial embolization	経動脈的塞栓術
TBA = BAG	transbrachial angiography	経上腕血管造影
TCD	transcranial Doppler sonography	経頭蓋ドップラー検査
TFA = FAG	transfemoral angiography	経大腿血管造影
TIA	transient ischemic attack	一過性脳虚血発作
TRA = RAG	transradial angiography	経橈骨血管造影
TS	transverse sinus	横静脈洞
TVE	transvenous embolization	経静脈的塞栓術
	U	
UCAS Japan	Unruptured Cerebral Aneurysm Study Japan	日本未破裂脳動脈瘤悉皆調査
	V	
VA	vertebral artery	椎骨動脈
VADA	vertebral artery dissecting aneurysm	椎骨動脈解離性動脈瘤

VAO	vertebral artery occlusion	椎骨動脈閉塞
VER	volume embolization ratio	体積塞栓率（動脈瘤コイル塞栓術で用いる）
VRD	vascular reconstruction device	血管再建機器（コイル塞栓術併用ステント）

MEMO

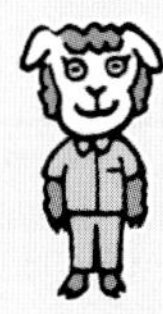

② よく使うスケール，グレード

a) GCS (Glasgow coma scale)

E 開眼	自発的に	4
	言葉で	3
	痛み刺激で	2
	なし	1
V 言語反応	見当識あり	5
	混乱した会話	4
	不適当な発語	3
	理解できない声	2
	なし	1
M 運動反応	命令に従う	6
	痛み刺激の部位へ	5
	四肢屈曲：逃避	4
	四肢の異常屈曲	3
	四肢の伸展	2
	なし	1

〔Teasdale G, *et al.*：Assessment of coma and impaired consciousness. A practical scale. *Lancet* 1974；**2**：81-84〕

b) WFNS 分類（くも膜下出血の重症度分類）

Grade	GCS	局所神経症状（失語または片麻痺）
I	15	なし
II	14-13	なし
III	14-13	あり
IV	12-7	有無は不問
V	6-3	有無は不問

〔Report of World Federation of Neurological Surgeons Committee on a Universal Subarachnoid Hemorrhage Grading Scale. *J Neurosurg* 1988；**68**：985-986〕

c）Hunt and Kosnik 分類（くも膜下出血の重症度分類）

Grade	
0	未破裂脳動脈瘤
I	無症状，最小限の頭痛および軽度の項部硬直
Ia	急性の髄膜・脳症状をみないが，固定した神経学的失調あり
II	中等度から強度の頭痛・項部硬直をみるが，脳神経麻痺以外の神経学的失調なし
III	傾眠状態，錯乱状態，軽度の巣症状
IV	昏迷状態，中等度から重篤な片麻痺，早期除脳硬直，自律神経障害
V	深昏睡状態，除脳硬直，瀕死の様相

重篤な全身性疾患（高血圧，糖尿病，著明な動脈硬化，慢性肺疾患）または脳血管造影で頭蓋内血管攣縮が著明な場合には重症度を 1 段階悪いほうに移す．

〔Hunt WE, *et al.*：Timing and perioperative care in intracranial aneurysm surgery. *Clin Neurosurgery* 1974；**21**：79-89〕

d）Hunt and Hess 分類（くも膜下出血の重症度分類）

Grade	
I	無症状，最小限の頭痛および軽度の項部硬直
II	中等度から強度の頭痛・項部硬直をみるが，脳神経麻痺以外の神経学的失調なし
III	傾眠状態，錯乱状態，軽度の巣症状
IV	昏迷状態，中等度から重篤な片麻痺，早期除脳硬直，自律神経障害
V	深昏睡状態，除脳硬直，瀕死の様相

〔Hunt WE, *et al.*：Surgical risk as related to time of intervention in the repair of intracranial aneurysms. *J Neurosurg* 1968；**28**：14-20〕

e）JCS（Japan coma scale）

I　刺激がなくても覚醒	1　ほぼ清明 2　見当識障害あり 3　名前・生年月日を言えない
II　刺激すると覚醒	10　呼びかけで容易に開眼 20　大声または揺さ振りで開眼 30　繰り返す痛み刺激で開眼
III　刺激しても覚醒しない	100　払いのける反応 200　少しの動作，除脳硬直 300　動かない
R　不穏状態 I　尿失禁 A　反応なし	

〔太田富雄，他：第3回脳卒中の外科研究会講演集．1975：61-69〕

f）MMT（manual muscle test：徒手筋力テスト）

Grade	
5	正常
4	抵抗に抗して運動が可能
3	重力に抗して関節運動が可能
2	重力を除くと関節運動が可能
1	筋収縮あり，関節運動なし
0	筋収縮なし

g）Fisher 分類（くも膜下出血の CT 分類）

Group	
1	出血の所見なし
2	びまん性または厚さ 1 mm 以下
3	局所の血腫または厚さ 1 mm 以上
4	出血の所見なしまたはびまん性，脳内または脳室内血腫

〔Fisher CM, *et al.*：Relation of cerebral vasospasm to subarachnoid hemorrhage visualized by computerized tomographic scanning. *Neurosurgery* 1980；**6**：1-9〕

h）mRS（modified Rankin scale：日常生活の自立度分類）

Grade	
0	症状なし
1	症状はあるが明らかな障害なし：日常の勤めや活動は可能
2	軽度の障害：以前の活動はできないが，身の回りのことは介助なしにできる
3	中等度の障害：何らかの介助は必要だが，介助なしに歩行可能
4	中等度から重度の障害：歩行や身体的要求に介助が必要
5	重度の障害：寝たきり，失禁，介護・見守りが常に必要
6	死亡

〔van Swieten JC, *et al.*：Interobserver agreement for the assessment of handicap in stroke patients. *Stroke* 1988；**19**：604-607〕

i）TICI（thrombolysis in cerebral infarction：頭蓋内血管閉塞の再開通度判定）

Grade	
0	灌流なし
1	閉塞血管は再開通したが末梢灌流は少量または遅延
2A	閉塞血管支配領域の半分以下の灌流
2B	閉塞血管支配領域の半分以上の灌流
3	末梢まで完全な灌流

〔Tomsick T, *et al.*：Revascularization results in the Interventional Management of Stroke II trial. *AJNR Am J Neuroradiol* 2008；**29**：582-587〕

j）Spetzler-Martin Grade（AVM の外科治療難易度判定）

大きさ	小（< 3 cm）	1
	中（3 ~ 6 cm）	2
	大（> 6 cm）	3
周辺脳の機能的重要性	重要ではない	0
	重要である	1
流出静脈のパターン	表在性のみ	0
	深在性	1

Grade は大きさ，周囲脳の機能的重要性，流出静脈のパターンの合計点（1点から 5 点）.
機能的に重要な部位：感覚・運動・言語・視覚にかかわる領域，視床下部，視床，内包，脳幹，小脳脚，深部小脳核
〔Spetzler RF, *et al.*：A proposed grading system for arteriovenous malformations. *J Neurosurg* 1986；**65**：476-483〕

k）ASPECTS, ASPECTS-DWI（脳梗塞の範囲評価）

脳梗塞の範囲を点数化したもの．減点法で計算．
点数が高いほど，脳の虚血性変化が軽度であることを示す．

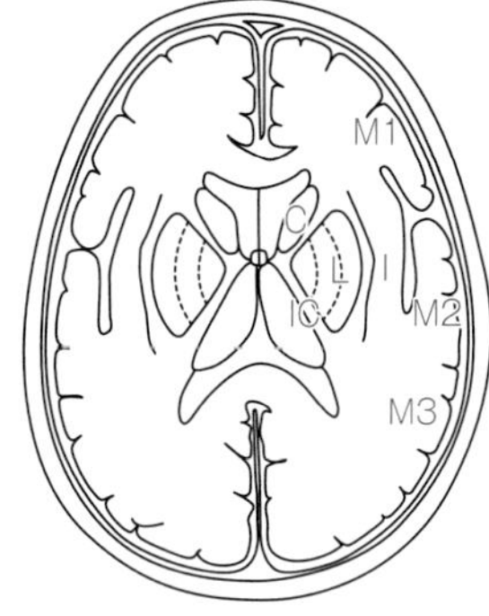

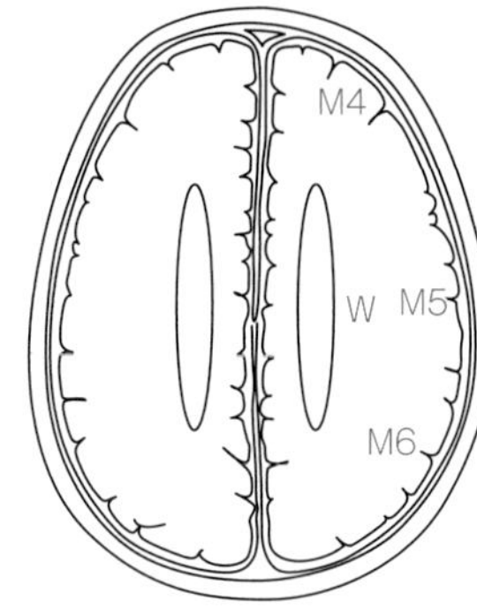

（1）ASPECTS[1)]

CT で評価．10 点満点．C：尾状核，I：島皮質，L：レンズ核，IC：内包，M1 ～ 6：MCA 領域．各 1 点．

（2）ASPECTS＋W（ASPECTS-DWI）[2)]

MRI-DWI で評価．11 点満点．ASPECTS に W：放線冠を追加．

引用文献

1) Barber PA, *et al.*：Validity and reliability of a quantitative computed tomography score in predicting outcome of hyperacute stroke before thrombolytic therapy. ASPECTS Study Group. Alberta Stroke Programme Early CT Score. *Lancet* 2000；**355**：1670-1674.
2) Hirai T, *et al.*：Diffusion-weighted imaging in ischemic stroke：effect of display method on observers' diagnostic performance. *Acad Radiol* 2009；**16**：305-312.

l）Cognard 分類（硬膜動静脈瘻の分類）

Type	
I	静脈洞へ順行性に流出
IIa	静脈洞へ逆行性に流出
IIb	脳皮質静脈へ逆流性に流出
IIa + b	静脈洞および脳皮質静脈へ逆行性に流出
III	脳皮質静脈への逆流のみ，静脈の拡張なし
IV	脳皮質静脈への逆流のみ，静脈の拡張あり
V	脊髄静脈へ流出

〔Cognard C, *et al.*：Cerebral dural arteriovenous fistulas：clinical and angiographic correlation with a revised classification of venous drainage. *Radiology* 1995；**194**：671-680〕

m）Borden 分類（硬膜動静脈瘻の分類）

Type	
I	静脈洞へ順行性または逆行性に流出
II	静脈洞へ順行性または逆行性に流出し，脳皮質静脈へ逆流
III	脳皮質静脈への逆流のみ

〔Borden JA, *et al.*：A proposed classification for spinal and cranial dural arteriovenous fistulous malformations and implications for treatment. *J Neurosurg* 1995；**82**：166-179〕

n）Raymond 分類（脳動脈瘤塞栓術の評価）

動脈瘤塞栓術後の塞栓状態の血管造影による評価.

Class 1	完全閉塞 / complete 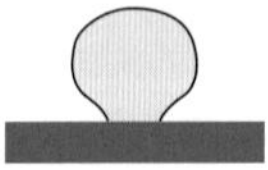
Class 2	頚部残存 / residual neck 本来の血管壁に対して，欠損部が少しでも造影される 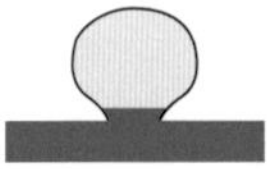
Class 3	動脈瘤残存 / residual aneurysm 動脈瘤嚢が一部でも造影される 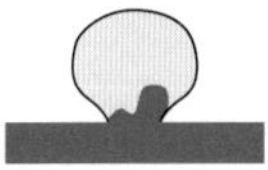

〔Roy D, *et al.*：Endovascular treatment of unruptured aneurysms. *Stroke* 2001；**32**：1998-2004〕

o）CHADS2 スコア（心房細動患者における脳梗塞発症リスクの評価方法）

	因子		点数
C	Congestive heart failure / LV disfunction	心不全 / 左室機能不全	1
H	Hypertension	高血圧	1
A	Age ≧ 75	年齢 75 歳以上	1
D	Diabetes mellitus	糖尿病	1
S2	Stroke or TIA	脳梗塞，一過性脳虚血発作の既往	2

〔Gage BF, *et al.*: Validation of clinical classification schemes for predicting stroke: results from the National Registry of Atrial Fibrillation. *JAMA* 2001; **285**: 2864-2870〕

p）UCAS スコア（3 年間の破裂率予測）

破裂のリスク要因	スコア
年齢	
70 歳未満	0
70 歳以上	1
性別	
男性	0
女性	1
高血圧の有無	
なし	0
あり	1
動脈瘤の大きさ	
3 mm 以上，7 mm 未満	0
7 mm 以上，10 mm 未満	2
10 mm 以上，20 mm 未満	5
20 mm 以上	8
動脈瘤のある場所	
内頚動脈	0
前大脳動脈 or 椎骨動脈	1
中大脳動脈 or 脳底動脈	2
前交通動脈 or 内頚動脈－後交通動脈	3
不正な突出がある（動脈瘤が不整形である）	
いいえ	0
はい	1
合計	?

スコアの点数	3年間の動脈瘤の破裂率予測危険性 ※（　）内は95％信頼区間	グレード（総合的な破裂リスク）
0	0.2%（0.2～0.3）	I（1%）
1	0.4%（0.2～0.7）	
2	0.6%（0.2～1.5）	
3	0.9%（0.4～2.4）	
4	1.4%（0.5～3.8）	II（1～3%）
5	2.3%（0.8～6.3）	
6	3.7%（1.3～10）	III（3～9%）
7	5.7%（2.1～16）	
8	7.6%（2.7～21）	
9以上	17%（6.4～40）	IV（9%より大きい）

〔Tominari S：Unruptured Cerebral Aneurysm Study Japan Investigations：Prediction model for 3-year rupture risk of unruptured cerebrul aneurysms in Japanese patients. *Ann Neurol* 2015；**77**：1050-1059〕

q）PHASES スコア（5 年間の破裂率予測）

PHASES（動脈瘤のリスク要因）	点数
人種	
北米 or ヨーロッパ（フィンランド以外）	0
日本	3
フィンランド	5
高血圧の有無	
なし	0
あり	1
年齢	
70 歳未満	0
70 歳以上	1
動脈瘤の大きさ	
7 mm 未満	0
7 ～ 9.9 mm	3
10 ～ 19.9 mm	6
20 mm 以上	10
くも膜下出血の既往（日本のデータに入ることはあまりない）	
なし	0
あり	1
動脈瘤のある場所	
内頚動脈瘤	0
中大脳動脈瘤	2
前大脳動脈瘤／後大脳動脈瘤／後交通動脈瘤	4
合計	?

Phases score Points	5年間の破裂率
≦2	0.4%
3	0.7%
4	0.9%
5	1.3%
6	1.7%
7	2.4%
8	3.2%
9	4.3%
10	5.3%
11	7.2%
≧12	17.8%

〔Greving JP Development of the PHASES score for prediction of risk of rupture of intracranial aneurysms : a pooled analysis of six prospective cohort studies. *Lancet Neurol* 2014 : **13** : 59-66〕

③ デバイススペック表（2022 年 7 月現在）

a）ガイディングカテーテル

メーカー	ガイディングカテーテル	外径（Fr）
日本メドトロニック	LAUNCHER	5
日本メドトロニック	LAUNCHER	6
日本メドトロニック	LAUNCHER	7
日本メドトロニック	LAUNCHER	8
テルモ	Chaperon	5
テルモ	Chaperon	6
朝日インテック	FUBUKI	6
朝日インテック	FUBUKI	7
朝日インテック	FUBUKI	8
ジョンソン・エンド・ジョンソン	ENVOY	5
ジョンソン・エンド・ジョンソン	ENVOY	6
ジョンソン・エンド・ジョンソン	ENVOY	7
ジョンソン・エンド・ジョンソン	ENVOY XB	6
日本ストライカー	Guider Softip	5
日本ストライカー	Guider Softip	6
日本ストライカー	Guider Softip	7
日本ストライカー	Guider Softip	8
ニプロ	ROADMASTER	6
ニプロ	ROADMASTER	7
ニプロ	ROADMASTER	8
メディキット	Slim Guide（5Fr）	5.1
メディキット	Slim Guide（6Fr）	6.1
メディキット	Slim Guide（7Fr）	7.2
メディキット	Slim Guide（8Fr）	8.1

内腔 (inch)	先端柔軟長 (cm)	有効長 (cm)
0.058	2	90,100
0.071	2	90,100
0.081	2	90
0.090	2	90
0.059	7	95
0.071	7	95
0.071	公称値なし	80,90,100,110
0.081	公称値なし	80,90,100,110
0.090	公称値なし	80,90,100,110
0.056	公称値なし	90,100
0.070	公称値なし	90,100
0.078	公称値なし	90,100
0.070	公称値なし	90,100
0.053	7	100
0.064	7	90,100
0.073	7	90,100
0.086	7	90,100
0.071	5	90,100
0.080	5	90
0.090	5	80,90
0.059	2	85,90,95,100
0.072	8,20	85,90,100
0.080	7	90
0.089	7	78,90

メーカー	ガイディングカテーテル	外径(Fr)
コーディスジャパン	BRITE TIP	6
		7
		8
		9

メーカー	ガイディングシース	外径(Fr)
朝日インテック	FUBUKI Dilator KIT（4Fr）	6
	FUBUKI Dilator KIT（5Fr）	7
	FUBUKI Dilator KIT（6Fr）	8
クックメディカルジャパン	Shuttle Sheath（5Fr）	6.9
	Shuttle Sheath（6Fr）	7.9
	Shuttle Sheath（7Fr）	9.4
メディキット	Axcelguide（3Fr）	5.3
	Axcelguide（4Fr）	6
	Axcelguide（5Fr）	7
	Axcelguide（6Fr）	8
	Axcelguide（5Fr）Stiff-J-1	7
	Axcelguide（5Fr）Stiff-J-2	7
	Axcelguide（5Fr）MSK-guide	7
	Axcelguide（6Fr）Stiff-J-1	8
	Axcelguide（6Fr）Stiff-J-2	8
	Axcelguide（6Fr）MSK-guide	8
テルモ	Destination（5Fr）	7.3
	Destination（6Fr）	8.2

内腔 (inch)	先端柔軟長 (cm)	有効長 (cm)
0.070	公称値なし	90,95,115,120
0.078	公称値なし	90
0.088	公称値なし	80,90,95
0.098	公称値なし	90

内腔 (inch)	先端柔軟長 (cm)	有効長 (cm)
0.071	公称値なし	80,90,100,110
0.081	公称値なし	80,90,100,110
0.090	公称値なし	80,90,100,110
0.074	公称値なし	90
0.087	公称値なし	80,90
0.100	公称値なし	80,90
0.059	公称値なし	93
0.065	公称値なし	78,88,93
0.080	公称値なし	78,88,93
0.088	公称値なし	78,88,93
0.080	公称値なし	98
0.080	公称値なし	98
0.080	公称値なし	98
0.088	公称値なし	88
0.088	公称値なし	88
0.088	公称値なし	68,88,98
0.076	5	45,90
0.087	5	30,45,90

メーカー	バルーン付き ガイディングカテーテル	外径 (Fr)
東海メディカルプロダクツ	OPTIMO EPD	6
		7
		8
		9
日本メドトロニック	CELLO	5
		6
		7
	CELLO LB	8
		9
	MoMa Ultra*	8
		9
日本ストライカー	FlowGate2	8
朝日インテック	Branchor	9

*分類：血管内血栓異物除去用留置カテーテル，頸動脈ステント併用型，近位バルーン型

メーカー	ガイディングカテーテル【紡錘型】	外径 (Fr)
日本ストライカー	AXS Offset**	2.7 ~ 3.0

** 【バルブ部：3.8Fr】【バルブ長：28cm】（先端テーパー長：2cm）

b）造影カテーテル（インナー用）

メーカー	造影カテーテル（用途：インナー用）	外径（先端）(Fr)	外径（手元）(Fr)
メディキット	メディキット血管造影カテーテル	4	
		4	
		4	
		4	

内腔 (inch)	先端柔軟長 (cm)	有効長 (cm)
0.058	5	100
0.071	5	90
0.085	4	90,100
0.093	2.5	90,100
0.039	公称値なし	105
0.051	公称値なし	102
0.067	公称値なし	102
0.080	公称値なし	90,100
0.090	公称値なし	90
0.069	公称値なし	95
0.083	公称値なし	95
0.084	6	85,95
0.090	公称値なし	90,100

内腔 (inch)	先端柔軟長 (cm)	有効長 (cm)
0.021	公称値なし	150

形状	形状タイプ	有効長 (cm)
JB2	JB2	120,125,135,145
シモンズC	シモンズ	120
MS2	シモンズ	115
SIM2	シモンズ	115,130

<table>
<tr><th>メーカー</th><th>造影カテーテル
（用途：インナー用）</th><th>外径
（先端）
（Fr）</th><th>外径
（手元）
（Fr）</th></tr>
<tr><td rowspan="11">メディキット</td><td rowspan="11">メディキット血管造影カテーテル</td><td colspan="2">4</td></tr>
<tr><td colspan="2">4</td></tr>
<tr><td colspan="2">4</td></tr>
<tr><td colspan="2">5</td></tr>
<tr><td colspan="2">5</td></tr>
<tr><td colspan="2">5</td></tr>
<tr><td colspan="2">5</td></tr>
<tr><td>4</td><td>6</td></tr>
<tr><td>4</td><td>6</td></tr>
<tr><td>4</td><td>6</td></tr>
<tr><td colspan="2">6</td></tr>
<tr><td rowspan="16">ガデリウス・メディカル</td><td rowspan="16">CX カテーテル</td><td colspan="2">4</td></tr>
<tr><td colspan="2">4</td></tr>
<tr><td colspan="2">4</td></tr>
<tr><td colspan="2">4</td></tr>
<tr><td colspan="2">4</td></tr>
<tr><td colspan="2">4</td></tr>
<tr><td colspan="2">5</td></tr>
<tr><td colspan="2">5</td></tr>
<tr><td colspan="2">5</td></tr>
<tr><td colspan="2">5</td></tr>
<tr><td colspan="2">5</td></tr>
<tr><td colspan="2">5</td></tr>
<tr><td>4</td><td>6</td></tr>
<tr><td>4</td><td>6</td></tr>
<tr><td colspan="2">6</td></tr>
<tr><td colspan="2">6</td></tr>
</table>

形状	形状タイプ	有効長 (cm)
モディファイドシモンズA	シモンズ	125
VTA	バーテブラル	115,117
HHA	ヘッドハンター	115
JB2	JB2	120,125,127
シモンズC	シモンズ	119,122
MSK	シモンズ	125
HHA	ヘッドハンター	115
JB2	JB2	117,120,125
SY-2	シモンズ	120
シモンズC	シモンズ	125
MS2	シモンズ	117
JB2	JB2	120,125
OK2M	JB2	120,125,135
SY2	シモンズ	115,125,140
SY3	シモンズ	115,120,125,140
SY5	シモンズ	115
H1H	ヘッドハンター	120
OK2M	JB2	120
JB2	JB2	120,125
SY2	シモンズ	115
SY3	シモンズ	125
SY4	シモンズ	115
H1H	ヘッドハンター	115
JB2	JB2	125
SY6	シモンズ	130
JB2	JB2	125
SY3	シモンズ	130

メーカー	造影カテーテル（用途：インナー用）	外径（先端）（Fr）	外径（手元）（Fr）
ガデリウス・メディカル	CX カテーテル	6	
コーディスジャパン	Tempo 4	4	
		4	
	Tempo 5	5	

c）DAC 関連

メーカー	DAC 関連	外径（先端）（Fr）	外径（手元）（Fr）
朝日インテック	FUBUKI 4.2Fr	4.2	
メディキット	Cerulean G	4	
		4	
		5	
		5	
	Cerulean DD6 Plus	6	
日本メドトロニック	5Fr NAVIEN	5.3	
	6Fr NAVIEN	6.4	
テルモ	5Fr SOFIA SELECT	5.1	5.2
	6Fr SOFIA SELECT	6.2	6.3
	5Fr SOFIA SELECT EX	5.2	5.4
日本ストライカー	AXS Catalyst 5（CAT5）	5.3	5.6
メディコスヒラタ	BENCHMARK 071	6	

*受注生産品

d）マイクロカテーテル

メーカー	マイクロカテーテル 1TIP	外径（先端）（Fr）	外径（手元）（Fr）
日本ストライカー	Excelsior SL-10	1.7	2.4

形状	形状タイプ	有効長 (cm)
SY6	シモンズ	145
JB2	JB2	125
VER	バーテブラル	125
JB2	JB2	125

内腔 (inch)	先端柔軟長 (cm)	有効長 (cm)
0.043	公称値なし	120,125,130
0.040	15	105,123
0.040	20	113,118,133
0.050	15	123
0.050	20	113,118,133
0.072	20	103,113
0.058	8	115,125
0.072	8	115,125
0.055	17	115*,125*
0.070	19	115,125*
0.058	9	115
0.058	5	115
0.071	公称値なし	95,105

内腔 (inch)	先端柔軟長 (cm)	有効長 (cm)	マーカー	先端形状	Onyx対応	Dead Space (mL)
0.0165	6	150	1	STR	×	0.29

メーカー	マイクロカテーテル 1TIP	外径(先端)(Fr)	外径(手元)(Fr)
日本ストライカー	Excelsior 1018	2.0	2.6
	Trevo Pro 14	2.0	2.4
	Trevo Trak 21	2.4	2.7
ジョンソン・エンド・ジョンソン	PROWLER PLUS	2.3	2.8
	TRANSIT2	2.3	2.8
東海メディカルプロダクツ	Carnelian ER	2.2	2.9
	Carnelian PIXIE ER	1.8	2.7
	Carnelian SI	1.9	2.8
	Carnelian MARVEL S 1.3Fr	1.3	1.8
	Carnelian MARVEL S	1.6	1.8
	Carnelian MARVEL NonTaper	1.9	1.9
テルモ	Headway 17 Advanced	1.7	2.4
	Headway Plus 21	2.0	2.5
	Headway Plus 27	2.6	3.1
	Headway DUO	1.6	2.1
日本メドトロニック	Rebar18	2.4	2.7
	Phenom 21	2.3	2.6

メーカー	マイクロカテーテル 2TIP	外径(先端)(Fr)	外径(手元)(Fr)
日本ストライカー	Excelsior SL-10	1.7	2.4
	Excelsior XT-17	1.7	2.4
	Excelsior 1018	2.0	2.6
	Renegade-18	2.5	3.0
ジョンソン・エンド・ジョンソン	PROWLER PLUS	2.3	2.8
	PROWLER SELECT LP ES	1.9	2.3
	PROWLER SELECT PLUS	2.3	2.8

内腔 (inch)	先端柔軟長 (cm)	有効長 (cm)	マーカー	先端形状	Onyx対応	Dead Space (mL)
0.019	6	150	1	STR	×	0.35
0.017	14	157	1	STR	×	公称値なし
0.021	15.5	162	1	STR	×	公称値なし
0.021	45	150	1	STR	×	0.50
0.021	50	150	1	STR	×	0.50
0.021	20	150	1	STR,45	△	0.68
0.017	20	150	1	STR,45	△	0.52
0.021	20	150	1	STR	△	0.46
0.011	3	155	1	STR	△	0.31
0.0155	20	155	1	STR	△	0.32
0.017	20	155	1	STR	△	0.35
0.017	11	150	1	STR	○	0.41
0.021	6.5	156	1	STR	○	0.55
0.027	6.5	156	1	STR	○	0.83
0.017	30	156	1	STR	○	0.34
0.021	15	153	1	STR	○	0.49
0.021	15	160	1	STR	×	0.50

内腔 (inch)	先端柔軟長 (cm)	有効長 (cm)	マーカー	先端形状	Onyx対応	Dead Space (mL)
0.0165	6	150	2	STR,45,90,J,C,S	×	0.29
0.017	7.5	150	2	STR,45,90	×	0.30
0.019	6	150	2	STR,45,90,J,C,S	×	0.35
0.021	10/20	150	2	STR	×	0.47
0.021	45	150	2	STR	×	0.50
0.0165	5	150	2	STR,45,90,J	×	0.35
0.021	5/15	150	2	STR,45,90,J	×	0.50

メーカー	マイクロカテーテル 2TIP	外径（先端）(Fr)	外径（手元）(Fr)
ジョンソン・エンド・ジョンソン	TRANSIT2	2.3	2.8
テルモ	Headway 17 Advanced	1.7	2.4
	Headway Plus 21	2.0	2.5
	Headway Plus 27	2.6	3.1
	Headway DUO	1.6	2.1
日本メドトロニック	Echelon 10	1.7	2.1
	Echelon 14	1.9	2.4
	Phenom 17	1.8	2.2
メディコスヒラタ	LANTERN	2.6	2.95
東海メディカルプロダクツ	Carnelian MARVEL NonTaper	1.9	1.9
	Carnelian MARVEL S	1.6	1.8
	GREACH	1.7	2.4

メーカー	マイクロカテーテル フローダイレクト	外径（先端）(Fr)	外径（手元）(Fr)
日本メドトロニック	Marathon	1.5	2.7
シーマン	Magic 1.2 ST	1.2	2.7
	Magic 1.2 FM	1.2	2.7
	Magic 1.5 ST	1.5	2.7
	Magic 1.5 MP	1.5	2.7
	Magic 1.8 ST	1.8	2.7
	Magic 1.8 MP	1.8	2.7
	BALTACCI 1.2	1.2	2.7
	BALTACCI 1.5	1.5	2.7
	BALTACCI 1.8	1.8	2.7
メディコスヒラタ	Defrictor nano	1.3	2.2
	Defrictor BULL	1.5	2.4

*適合ガイドワイヤー径

内腔 (inch)	先端柔軟長 (cm)	有効長 (cm)	マーカー	先端形状	Onyx対応	Dead Space (mL)
0.021	50	150	2	STR	×	0.50
0.017	11	150	2	STR,45,90,J	○	0.41
0.021	6.5	156	2	STR	○	0.55
0.027	6.5	156	2	STR	○	0.83
0.017	30	156	2	STR	○	0.34
0.017	22	147	2	STR,45,90	○	0.34
0.017	5	147	2	STR,45,90	○	0.34
0.017	15	150	2	STR,45,90,J	×	0.30
0.025	公称値なし	135/150	2	STR,45	×	公称値なし
0.017	20	160	2	STR	△	0.35
0.0155	20	160	2	STR	△	0.32
0.0165	公称値なし	157	2	STR,45,90,S	×	0.33

内腔 (inch)	先端柔軟長 (cm)	有効長 (cm)	マーカー	先端形状	Onyx対応	Dead Space (mL)
0.013	25	165	1	STR	○	0.23
0.008*	12	159	1	STR	×	0.32
0.008*	3	159	1	STR	×	0.33
0.009*	15	154	1	STR	×	0.30
0.009*	20	159	1	STR	×	0.38
0.010*	10	149	1	STR	×	0.36
0.010*	20	159	1	STR	×	0.40
0.007*	8	159	1	STR	×	0.40
0.009*	10	159	1	STR	×	0.40
0.009*	10	159	1	STR	×	0.40
0.011	15	165	1	STR	○	0.22
0.013	27	165	1	STR	○	0.27

メーカー	マイクロカテーテル 造影能強化型	外径（先端）（Fr）	外径（手元）（Fr）
日本ストライカー	Excelsior XT-27	2.7	2.9
日本メドトロニック	Marksman	2.8	3.2
	Phenom 27	2.8	3.1
		2.8	3.1
メディコスヒラタ	Velocity	2.6	2.95
東海メディカルプロダクツ	Carnelian HF	2.7	2.9
	Carnelian HF	2.7	2.9
	Carnelian HF S	2.6	2.8
	Carnelian HF S	2.6	2.8
	Guide post	3.2	3.4
		3.2	3.4
テクノクラート コーポレーション	TACTICS	3.2	3.4
		3.2	3.4
		3.2	3.4
	TACTICS PLUS	3.2	3.4
		3.2	3.4
		3.2	3.4
		3.2	3.4
		3.2	3.4

e）ガイドワイヤー

メーカー	ガイドワイヤー	径（inch）
テルモ	ラジフォーカスガイドワイヤー M【スタンダードタイプ】	0.018
		0.021

内腔 (inch)	先端柔軟長 (cm)	有効長 (cm)	マーカー	先端形状	Onyx対応	Dead Space (mL)
0.027	6	150	1	STR	×	0.68
0.027	10	150	1	STR	×	0.73
0.027	15	150	1	STR	×	0.70
0.027	15	160	1	STR	×	0.70
0.025	公称値なし	160	1	STR	×	公称値なし
0.027	20	105	1	STR	△	0.53
0.027	20	125	1	STR	△	0.61
0.027	20	125	1	STR	△	0.61
0.027	20	130	1	STR	△	0.64
0.035	公称値なし	120	1	STR	○	0.22
0.035	公称値なし	130	1	STR	○	0.27
0.035	公称値なし	120	1	STR	×	1.00
0.035	公称値なし	130	1	STR	×	1.10
0.035	公称値なし	150	1	STR	×	1.20
0.040	公称値なし	120	1	STR	×	1.10
0.040	公称値なし	125	1	STR	×	1.15
0.040	公称値なし	130	1	STR	×	1.20
0.040	公称値なし	140	1	STR	×	1.30
0.040	公称値なし	150	1	STR	×	1.40

先端形状	有効長 (cm)	先端柔軟長 (cm)
STR	80,150	3
アングル	50,80,100,120,150,180,260,400	3
STR	80,120,150,260,400,450	3
アングル	50,150,180	3

メーカー	ガイドワイヤー	径 (inch)
テルモ	ラジフォーカスガイドワイヤー M【スタンダードタイプ】	0.025
		0.032
		0.035
		0.038
	ラジフォーカスガイドワイヤー M【フレックスタイプ】	0.025
		0.035
	ラジフォーカスガイドワイヤー M【スーパーフレックスタイプ】	0.035
	ラジフォーカスガイドワイヤー M【スーパーフレックスタイプ（2mm J)】	0.035
	ラジフォーカスガイドワイヤー M【E タイプ（リシェイプ対応)】	0.025
		0.032
		0.035
	ラジフォーカスガイドワイヤー M【スティッフタイプ】	0.025
		0.035
	ラジフォーカスガイドワイヤー M【ハーフスティッフタイプ】	0.025
		0.035

先端形状	有効長 (cm)	先端柔軟長 (cm)
アングル	50,80,100,120,150,180,220,260, 300,400,450	3
STR	80,120,150	3
アングル	80,120,150,180,220,260,300,400, 450	3
STR	80,100,120,150,180,260,300,400	3
アングル	50,80,100,120,150,180,200,220, 260,300,400,450	3
アングル	150	5
STR	80,150	3
アングル	80,120,150,260,300	3
アングル	150	3
アングル	150,200	3
1.5mm J 型	260	3
アングル	150,180	3
スーパーフレックス 2mm J	150,180,200, 220	1
アングル	150	3
アングル	150	3
STR, アングル	150,180	3
アングル	150,180,220	3
アングル	80,100,150,180,260,300,400	3
3mm J 型	300	3
アングル	150,260	3
アングル	150,180,220,260,300	3
アングル	150	5

メーカー	ガイドワイヤー	径 (inch)
テルモ	ラジフォーカスガイドワイヤー M 【J 型タイプ】	0.025
		0.035
	ラジフォーカスガイドワイヤー M 【1.5mm J タイプ】	0.035
		0.038
バイオラックス メディカル デバイス	SURF ガイドワイヤー 【ステンレス芯線】	0.025
		0.032
		0.035
	SURF ガイドワイヤー 【チタンニッケル芯線】	0.025
		0.032
		0.035
東レ・メディカル	ガイドワイヤー	0.025
		0.032
		0.035
		0.038
朝日インテック	ASAHI Silverway	0.025
		0.035

先端形状	有効長（cm）	先端柔軟長（cm）
3mm J 型	150	3
3mm J 型	150,180,200,220,260,300	3
3mm J 型	150	1
6mm J 型	150	3
1.5mm J 型	150,180,220,260,300	3
1.5mm J 型	200	5
アングル	180,220	公称値なし
アングル	150	公称値なし
STR, アングル	150,180	公称値なし
アングル	80,150,180	公称値なし
アングル	150	公称値なし
STR	150	公称値なし
アングル	80,100,120,150,180	公称値なし
J 型	180	公称値なし
アングル	150	3
1.5mm J 型, 3mm J 型	150,200	3
アングル	150,178,200	3
BEAK 型	150	3
アングル	150	3
アングル	150,180,200,220,260,300	公称値なし
J-Shape 1.5mm	150,180,200,220,260,300	公称値なし
J-Shape 3.0mm	150,180,200,220,260,300	公称値なし
アングル	150,180,200,220,260,300	公称値なし
J-Shape 1.5mm	150,180,200,220,260,300	公称値なし
J-Shape 3.0mm	150,180,200,220,260,300	公称値なし

メーカー	ガイドワイヤー	径 (inch)
朝日インテック	ASAHI Silverway Plus	0.025
		0.035

f）マイクロガイドワイヤー

メーカー	マイクロガイドワイヤー	径（先端）(inch)	径（手元）(inch)
朝日インテック	ASAHI CHIKAI 008	0.008	0.010
	ASAHI CHIKAI 010	0.010	0.010
	ASAHI CHIKAI X 010	0.010	0.010
	ASAHI CHIKAI	0.014	0.014
	ASAHI CHIKAI 315 EXC	0.014	0.014
	ASAHI CHIKAI black	0.014	0.014
	ASAHI CHIKAI black 14 soft tip	0.014	0.014
	ASAHI CHIKAI black 18	0.018	0.014
	ASAHI CHIKAI black 18 soft tip	0.018	0.014
日本ストライカー	Synchro2 Soft	0.014	0.014
	Synchro2 Standard	0.014	0.014
	Synchro SELECT Soft	0.014	0.014
	Synchro SELECT Standard	0.014	0.014
	Synchro SELECT Support	0.014	0.014
	Transend 010	0.010	0.010
	Transend EX	0.014	0.014
	Transend EX Soft Tip	0.014	0.014

先端形状	有効長 (cm)	先端柔軟長 (cm)
アングル	150,180,200,220,260,300	公称値なし
J-Shape 1.5mm	150,180,200,220,260,300	公称値なし
J-Shape 3.0mm	150,180,200,220,260,300	公称値なし
アングル	150,180,200,220,260,300	公称値なし
J-Shape 1.5mm	150,180,200,220,260,300	公称値なし
J-Shape 3.0mm	150,180,200,220,260,300	公称値なし

有効長 (cm)	先端形状	先端柔軟長 (cm)	不透過長 (cm)
200	STR	公称値なし	9
200,300	STR	公称値なし	3
200	Re-shapeable Round Curve	公称値なし	16
200,300	STR, Re-shapeable Round Curve	公称値なし	5
315	35°	公称値なし	5
200	Re-shapeable Round Curve,90°	公称値なし	3
180,200	Re-shapeable Round Curve	公称値なし	3
200	Re-shapeable Round Curve	公称値なし	5
200	Re-shapeable Round Curve	公称値なし	5
200	STR	35	10
200	STR	35	10
215	STR,Preshaped	35	10
215	STR,Preshaped	35	10
215,300	STR	35	6
215,300	Preshaped	35	7
205	STR	公称値なし	60
182	STR	公称値なし	39
205	STR	公称値なし	39

メーカー	マイクロガイドワイヤー	径（先端）(inch)	径（手元）(inch)
日本ストライカー	Transend EX Floppy	0.014	0.014
	Transend EX Platinum	0.014	0.014
	Transend 014 300 ES	0.014	0.014
	Transend 014 300 Floppy	0.014	0.014
テルモ	Traxcess	0.012	0.014
	GT Wire 14（リシェイプ）	0.014	0.014
	GT Wire 16（リシェイプ）Standard	0.016	0.016
	GT Wire 16（リシェイプ）Floppy	0.016	0.016
	GT Wire 12（プリシェイプ）	0.012	0.012
	GT Wire 14（プリシェイプ）	0.014	0.014
	GT Wire 16（プリシェイプ）Standard	0.016	0.016
	GT Wire 16（プリシェイプ）Floppy	0.016	0.016
カネカメディックス	TENROU S 10	0.010	0.010
	TENROU S 1014	0.010	0.014
ミズホ	Venture	0.014	0.014

g）アシストバルーン

メーカー	オクリュージョンバルーン	バルーン径(mm)	バルーン長(mm)	ルーメン	適合ガイドワイヤー(inch)
テルモ	Scepter C	4	10,15,20	2	0.014
	Scepter XC	4	11	2	0.014
カネカメディックス	SHOURYU	3	5	1	0.010
	SHOURYU SR	4	10	1	0.010
	SHOURYU HR	4	7	1	0.010
		7	7	1	0.010

有効長（cm）	先端形状	先端柔軟長（cm）	不透過長（cm）
205	STR	公称値なし	39
205	STR	公称値なし	39
300	STR	公称値なし	39
300	STR	公称値なし	39
200	STR	40	3
180	45°	25	2
180	45°,70°	25	2
180	45°,70°	35	2
180	45°,90°,W アングル	25	2
180	45°,90°,W アングル	25	2
180	45°,70°,90°,W アングル	25	2
180	45°,W アングル	35	2
200	STR	公称値なし	3
200	STR	公称値なし	3
200,315	STR	30	5

外径（先端）（Fr）	外径（手元）（Fr）	内腔（inch）	有効長（cm）	先端チップ（mm）	Onyx対応	備考
2.1	2.8	0.0165	150	5	○	
2.1	2.8	0.0165	150	5	○	
2.2	2.7	—	150	4	×	シャフトタイプ：Floppy
2.2	2.7	—	150	4	×	シャフトタイプ：Standard
2.2	2.7	—	150	4	×	シャフトタイプ：Standard
2.2	2.7	—	150	4	×	シャフトタイプ：Standard

メーカー	オクリュージョンバルーン	バルーン径(mm)	バルーン長(mm)	ルーメン	適合ガイドワイヤー(inch)
日本ストライカー	TransForm C	4	10	1	0.014
		5	15	1	0.014
	TransForm SC	3	5	1	0.014
		4	7	1	0.014
		7	7	1	0.014
日本メドトロニック	HyperGlide	4	10,15,20	1	0.010
	HyperForm	4	7	1	0.010
		7	7	1	0.010
富士システムズ	政宗	4	10	2	0.012
		4	10	2	0.018
	Super 政宗	7	4	2	0.012

h）アシストステント

メーカー	コイルアシスト用ステント	ステント径(mm)	ステント長(mm)(全長)	適合マイクロカテーテル(inch)
日本ストライカー	NeuroForm Atlas	3.0	15,21	0.0165
		4.0	21	0.0165
		4.5	21,30	0.0165
テルモ	LVIS Jr.	2.5	13,17,23,34	0.017
		3.5	18,23,28,33	0.017
	LVIS	3.5	17,22	0.021
		4.0	17,22,28	0.021
		4.5	18,23,32	0.021
		5.5	30,33	0.021
ジョンソン・エンド・ジョンソン	ENTERPRISE 2 VRD	5.0	16,23,30,39	0.021

外径(先端)(Fr)	外径(手元)(Fr)	内腔(inch)	有効長(cm)	先端チップ(mm)	Onyx対応	備考
2.7	2.8	−	150	3.25	×	
2.7	2.8	−	150	3.25	×	
2.7	2.8	−	150	3.25	×	
2.7	2.8	−	150	3.25	×	
2.7	2.8	−	150	3.25	×	
2.2	2.8	−	150	4	×	
2.5	2.8	−	150	2	×	
3.0	2.8	−	150	2	×	償還分類：オクルージョンバルーンカテーテル一般型
2.8	3.4	0.015	150	非公表	×	
3.3	3.9	0.021	150	非公表	×	
2.8	3.4	0.0157	150	2	×	

不透過マーカー前・後	推奨血管径(mm)	リシース可・否
3個ずつ	2.0 ~ 3.0	×
3個ずつ	3.0 ~ 4.0	×
3個ずつ	4.0 ~ 4.5	×
3個ずつ	2.0 ~ 2.5	○：全長75%まで
3個ずつ	2.5 ~ 3.5	○：全長75%まで
4個ずつ	2.5 ~ 3.5	○：全長75%まで
4個ずつ	2.5 ~ 4.0	○：全長75%まで
4個ずつ	3.0 ~ 4.5	○：全長75%まで
4個ずつ	4.0 ~ 5.5	○：全長75%まで
4個ずつ	2.5 ~ 4.0	○：ポジショニングマーカーの近位端まで

i）コイル

メーカー	コイル	コイル径(mm)	コイル長(cm)
日本ストライカー	Target Coil 360 Nano	1	2,3
		1.5	2,3
		2	3,4
		2.5	4
		3	4,6
	Target Coil Helical Nano	1	2,3
		1.5	2,3
		2	2,3,4,6
	Target Coil 360 Ultra	2	3,4
		2.5	4
		3	4,6,8,10
		3.5	8
		4	6,8,15
		4.5	10
		5	10,15
	Target Coil Helical Ultra	2	2,3,4,6,8
		2.5	3,4,6
		3	4,6,8,10
		4	6,8,15
	Target Coil 360 Soft	3	6,8
		3.5	10
		4	8,15
		4.5	12
		5	10,20

1次コイル径(inch)	深度マーカー	コイルデタッチ位置	コイル分類
0.010	○	逆T	電気式
0.010	○	逆T	電気式
0.010	○	逆T	電気式
0.010	○	逆T	電気式
0.0095	○	逆T	電気式

メーカー	コイル	コイル径(mm)	コイル長(cm)
日本ストライカー	Target Coil 360 Soft	6	10,20
		7	30
		8	30
	Target Coil 360 Standard	4	10
		5	15
		6	20
	Target Coil 3D	3	6
		4	8
		5	10
		6	15
	Target XL Coil Helical Soft	5	15
		6	20
		7	20
		8	30
		9	30
		10	40
	Target XL Coil 360 Soft	2	3,6
		3	6,9
		4	8,12
		5	10,15
		6	20
		7	20
		8	30
		9	30
		10	40
	Target XL Coil 360 Standard	6	20
		7	20

1次 コイル径 (inch)	深度 マーカー	コイル デタッチ位置	コイル分類
0.010	○	逆T	電気式
0.011	○	逆T	電気式
0.010	○	逆T	電気式
0.014	○	逆T	電気式
0.014	○	逆T	電気式
0.014	○	逆T	電気式

メーカー	コイル	コイル径(mm)	コイル長(cm)
日本ストライカー	Target XL Coil 360 Standard	8	30
		9	30
		10	40
		12	45
		14	50
		16	50
		18	50
		20	50
		22	50
		24	50
	Target XXL Coil 360	5	20
		6	20,30,40
		8	20,40
		10	40
		12	45
		14	50
		16	50
		18	50
		20	50
		22	50
		24	50
日本メドトロニック	Axium PRIME 3D	1	2,3,4
		1.5	2,3,4
		2	2,3,4
		2.5	4,6
		3	4,6,8
		3.5	6,8,10

1次 コイル径 (inch)	深度 マーカー	コイル デタッチ位置	コイル分類
0.014	○	逆T	電気式
0.017	○	逆T	電気式
0.0108	なし	逆T	ワイヤー式

メーカー	コイル	コイル径(mm)	コイル長(cm)
日本メドトロニック	Axium PRIME 3D	4	6,8,10,12
		5	8,10,15
		6	10,15,20
	Axium PRIME HELIX	1	1,2,3
		1.5	2,3,4
		2	2,3,4,6,8
		2.5	3,4,6,8
		3	4,6,8,10
		4	8,12
		5	15,20
		6	20
	Axium PRIME FRAME	3	6,8
		3.5	6,8
		4	8,12,15
		5	10,15,20
		6	15,20
		7	20,30
		8	30
		9	30
		10	30,40
		12	40,50
		14	50
		16	50
		18	50
		20	50
		22	50
		25	50

1次 コイル径 (inch)	深度 マーカー	コイル デタッチ位置	コイル分類
0.0115	なし	逆T	ワイヤー式
0.0108	なし	逆T	ワイヤー式
0.0115			
0.0115	なし	逆T	ワイヤー式
0.0125			
0.0135			
0.0145			

メーカー	コイル	コイル径(mm)	コイル長(cm)
日本メドトロニック	Axium 3D	4	8,12
		5	10,15
		6	15,20
		7	20,30
		8	20,30
		9	30
		10	30
		12	40
		14	40
		16	40
		18	40
		20	50
		22	50
		25	50
メディコスヒラタ	SMART Coil WAVE Extra Soft	1	2
		1.5	2,3
		2	2,3,4,6,8
		2.5	4,6
		3	6
		4	10
	SMART Coil Complex Extra Soft	1	1,1.5,2,3,4
		1.5	1,1.5,2,3,4
		2	2,3,4,6,8
		2.5	4,6
		3	4,6,8
		3.5	6,8
		4	6,8,10,12

1次 コイル径 (inch)	深度 マーカー	コイル デタッチ位置	コイル分類
0.0125	なし	逆T	ワイヤー式
0.0135			
0.0145			
0.0105	○	逆T	ワイヤー式
0.0105	○	逆T	ワイヤー式

メーカー	コイル	コイル径(mm)	コイル長(cm)
メディコスヒラタ	SMART Coil Soft	3	6,8
		3.5	6,8
		4	6,8,10,12
		4.5	8,10,12
		5	10,15
		6	10,15
		7	15,20
		8	20,30
	Ruby Coil Complex Soft	3	15
		4	15
		6	30
		8	35
		10	35
	Ruby Coil Complex STANDARD	12	60
		14	60
		16	60
		20	60
		24	60
		28	60
		36	60
		40	60
	POD SYSTEM POD	4	30
		5	30
		6	50
		8	60
		10	60

	1次 コイル径 (inch)	深度 マーカー	コイル デタッチ位置	コイル分類
	0.0125	○	逆T	ワイヤー式
	0.020	○	逆T	ワイヤー式
	0.020	○	逆T	ワイヤー式
	0.020	○	逆T	ワイヤー式

メーカー	コイル	コイル径 (mm)	コイル長 (cm)
メディコスヒラタ	POD SYSTEM POD	12	60
		14	60
	POD SYSTEM POD PACKING	－	5
		－	15
		－	30
		－	45
		－	60
カネカメディックス	i-ED Coil Complex SilkySoft	1	1,2,3
		1.5	2,3
		2	2,3,4,8
		2.5	4
		3	4,6
	i-ED Coil Complex ExtraSoft	3	4,6
		3.5	8
	i-ED Coil Complex Soft	4	8,10
		5	10,15
		6	20
	i-ED Coil Complex Soft	7	30
	i-ED Complex ∞ SilkySoft	3	4,6,10
		5	15,20
	i-ED Coil 10 ∞ ExtraSoft	16	10,15
	i-ED Coil 10 ∞ Soft	16	20,30
	i-ED Coil 14 ∞ ExtraSoft	14	15,30

1次 コイル径 (inch)	深度 マーカー	コイル デタッチ位置	コイル分類
0.020	○	逆T	ワイヤー式
0.020	○	逆T	ワイヤー式
0.010	○	逆T	電気式
0.010	○	逆T	電気式
0.010			
0.012			
0.012	○	逆T	電気式
0.012	○	逆T	電気式
0.010	○	逆T	電気式
0.014	○	逆T	電気式

メーカー	コイル	コイル径 (mm)	コイル長 (cm)
カネカメディックス	i-ED Coil 14 ∞ Soft	20	50
テルモ	HyperSoft	1.5	2,3,4
		2	2,3,4,6
		2.5	4,6
		3	4,6,8
	HyperSoft 3D	1	2,3
		1.5	2,3,4
		2	2,3,4
		2.5	4,6
		3	4,6
		3.5	5,8
		4	6,8
		5	10,15
	VFC	3~6	6,10,15
		6~10	20,30
		10~15	30,40
	HydroSoft	1.5	2,4
		2	2,3,4,6,8
		2.5	4,6
		3	4,6,8,10
		4	6,8,10
		5	10,15
		6	10,15
	HydroSoft 3D	1	2,3
		1.5	2,3,4
		2	2,3,4,6,8

1次 コイル径 (inch)	深度 マーカー	コイル デタッチ位置	コイル分類
0.014	○	逆T	電気式
0.010	○	逆T	電気式
0.010	○	逆T	電気式
0.011 0.012 0.014	○	逆T	電気式
0.012→0.013（膨潤後） 0.01225→0.013（膨潤後）	○	逆T	特殊型
0.012→0.013（膨潤後）	○	逆T	特殊型

メーカー	コイル	コイル径(mm)	コイル長(cm)
テルモ	HydroSoft 3D	2.5	4,6,8
		3	4,6,8,10
		4	8,10,12
		5	10,15
		6	12,19
		7	15,28
		8	17,33
	HydroFrame 10	3	6
		4	8
		5	10,15
		6	12,19
		7	15,28
		8	17,33
	HydroFrame 18	6	19
		7	23
		8	27
		9	31
		10	36
		12	43
		14	45
		16	44
		18	50
		20	48
	HydroFill	2	6
		3	4,6
		4	8,10
		5	10,15

1次 コイル径 (inch)	深度 マーカー	コイル デタッチ位置	コイル分類
0.012→0.013（膨潤後）	○	逆	特殊型
0.013→0.013（膨潤後）			
0.0135→0.0135（膨潤後）			
0.012→0.013（膨潤後）	○	逆T	特殊型
0.0125→0.013（膨潤後）			
0.014→0.014（膨潤後）	○	逆T	特殊型
0.0145→0.0145（膨潤後）			
0.01475→0.01475（膨潤後）			
0.0145→0.0145（膨潤後）			
0.015→0.015（膨潤後）			
0.013→0.016（膨潤後）	○	逆T	特殊型
0.015→0.018（膨潤後）			

メーカー	コイル	コイル径(mm)	コイル長(cm)
テルモ	HydroFill	6	15,20
		7	20
		8	20
		9	30
		10	30
		12	30
		14	40
		16	40
		18	50
ジョンソン・エンド・ジョンソン	DELTA XSFT	1.5	2,3
		2	2,3,4,6
		2.5	4
		3	4,6
	DELTA FILL 10	3	8
		4	8,10
		5	10
	DELTA FILL 18	3	12
		4	15
		5	20
		6	25
		7	33
		8	35
		9	35
		10	40
		12	42
		14	45
		16	50

1次 コイル径 (inch)	深度 マーカー	コイル デタッチ位置	コイル分類
0.015→0.018（膨潤後）	○	逆T	特殊型
0.0096	○	逆T	電気式
0.0105	○	逆T	電気式
0.015	○	逆T	電気式

メーカー	コイル	コイル径(mm)	コイル長(cm)
ジョンソン・エンド・ジョンソン	DELTA FILL 18	18	55
		20	60
		22	60
		24	60
	MICRUS FRAME C	3	6
		4	8
		5	12
		6	15
		7	17
		8	20
		9	22
		10	25
	MICRUS FRAME S 10	3	5.4
		3.5	6.6
		4	11.5
		5	17
		6	26
	MICRUS FRAME S 18	8	30
		9	33
		10	34
		11	37
		12	40
		13	43
		14	47
		15	50
		16	47
		17	50

1次 コイル径 (inch)	深度 マーカー	コイル デタッチ位置	コイル分類
0.015	○	逆T	電気式
0.0135	○	逆T	電気式
0.0098	○	逆T	電気式
0.0105			
0.015	○	逆T	電気式

メーカー	コイル	コイル径(mm)	コイル長(cm)
ジョンソン・エンド・ジョンソン	MICRUS FRAME S 18	18	46
		19	50
		20	50
	GALAXY G3 MINI	1	1,1.5,2,3,4
		1.5	2,2.5,3,4
		2	3,4,6
		2.5	3.5,4.5
		3	4,6
	GALAXY G3 XSFT	2	2,8
		2.5	2.5,3.5
		3	4,6
		3.5	5,7.5
		4	6,8,10
	GALAXY G3	3	8
		3.5	7.5,9
		4	10,12
		5	10,15
		6	15,20
		7	21
		8	24
		9	25
センチュリーメディカル	Barricade 10 HELICAL FINISHING Coil	1	1,2,3,4
		1.5	1,2,3,4
		2	1,2,3,4,6,8
		2.5	3,4,6
		3	4,6,8,10
		4	6,8,10

1次 コイル径 (inch)	深度 マーカー	コイル デタッチ位置	コイル分類
0.015	○	逆T	電気式
0.0090	○	逆T	電気式
0.012	○	逆T	電気式
0.012	○	逆T	電気式
0.010	○	逆T	電気式

メーカー	コイル	コイル径 (mm)	コイル長 (cm)
センチュリーメディカル	Barricade 10 HELICAL FINISHING Coil	5	6,8,10
		6	6,8,10
	Barricade 10 HELICAL FILLING Coil	3	6
		4	8
		5	15
		6	20
		7	30
		8	30
		9	30
		10	30
	Barricade 10 COMPLEX FINISHING Coil	1	1,2,3
		1.5	2,3,4
		2	2,3,4,6
		2.5	3,4
		3	4,6,8,10
		3.5	4,6,8
		4	6,8,10
		5	8,10,13
	Barricade 10 COMPLEX FRAMING Coil	2	3
		2.5	5
		3	6
		4	7,13
		5	9,17
		6	11,20
		7	13,24
		8	16,27
		9	23,30
		10	27,34

1次 コイル径 (inch)	深度 マーカー	コイル デタッチ位置	コイル分類
0.010	○	逆T	電気式
0.012	○	逆T	電気式
0.010	○	逆T	電気式
0.011	○	逆T	電気式
0.012			

j）血栓回収デバイス（吸引型）

メーカー	血栓回収デバイス【吸引型】	外径（先端）(Fr)	外径（手元）(Fr)	内腔 (inch)
メディコスヒラタ	Penumbra 3MAX	3.8	4.7	0.035
	Penumbra 4MAX	4.3	6.0	0.041
	Penumbra RED 68	6.0	6.0	0.068
日本ストライカー	AXS Catalyst 6 (CAT6)	5.4	6.0	0.060
	AXS Catalyst 7 (CAT7)	6.2	6.3	0.068
テルモ	5Fr SOFIA FLOW	5.1	5.2	0.055
	6Fr SOFIA FLOW PLUS	6.2	6.3	0.070
日本メドトロニック	REACT 68	6.3	6.3	0.068
	REACT 71	6.5	6.5	0.071
ジョンソン・エンド・ジョンソン	EMBOVAC	6.2	6.3	0.071
ニプロ	SALVA60	5.4	6.4	0.060
	SALVA68	6.1	6.4	0.068
	SALVA71	6.3	6.4	0.071

先端柔軟長(cm)	有効長(cm)	マーカー	先端形状	吸引方法
公称値なし	153	1	STR	Penumbra ENGINE Pump
公称値なし	139	1	STR	
公称値なし	132	1	STR	
公称値なし	132	1	STR	DOMINANT FLEX Pump
公称値なし	132	1	STR	
17	125	1	STR	専用シリンジキット
19	125,131	1	STR	
公称値なし	132	1	STR	Riptide Pump
公称値なし	132	1	STR	
公称値なし	132	1	STR	VACLOK　Syringe など
公称値なし	132	1	STR	BLUCK Pump
公称値なし	132	1	STR	
公称値なし	132	1	STR	

k）血栓回収デバイス（ステント型）

メーカー	血栓回収デバイス【ステント型】	ステント径（mm）	ステント長（mm）	最小 適合マイクロカテーテル（inch）
日本メドトロニック	Solitaire X	3	20	0.017
		4	20	0.021
		4	40	0.021
		6	40	0.021
日本ストライカー	Trevo NXT ProVue	3	32	0.017
		4	28	0.021
		4	41	0.021
		6	37	0.021
テルモ	Tron FX II nano	1.5	15	0.0165
	Tron FX II	2	15	0.0165
		4	20	0.0165
		4	40	0.0165
		6	50	0.021
ジョンソン・エンド・ジョンソン	EMBOTRAP III	5	22	0.021
		5	37	0.021
		6.5	45	0.021

*デバイス全長表記

プッシャーワイヤー全長（cm）	不透過マーカー			推奨血管径（mm）	Pass 回数デバイス	Pass 回数同一血管
	遠位	本体	近位			
200	3	6	1	1 ~ 3	3 回	3 回
200	3	12	1	2 ~ 4		
200	3	12	1	2 ~ 4		
200	4	12	1	2 ~ 5.5		
200*	2	全体	1	公称値なし	3 回	6 回
200*	3	全体	1	公称値なし		
200*	3	全体	1	公称値なし		
200*	3	全体	1	公称値なし		
200	2	2	1	1 ~ 1.5	2 回	3 回
200	2	—	1	1.5 ~ 2	2 回	3 回
200	2	—	1	2 ~ 4		
200	2	6	1	2 ~ 4		
200	2	6	1	3 ~ 5.5		
194*	3	4	2	1.5 ~ 5	3 回	3 回
195*	3	4	2	1.5 ~ 5		
196*	3	4	2	1.5 ~ 6.5		

l）頸動脈ステント

メーカー	CAS ステント	ステント径（mm）	ステント長（mm）	カテーテル有効長（cm）
日本ストライカー	Carotid WALL Stent	6	22	135
		8	21,29	
		10	24,31	
カネカメディックス	PRECISE Pro RX Stent	6	20,30	135
		7	30,40	
		8	30,40	
		9	30,40	
		10	30,40	
日本メドトロニック	PROTÉGÉ RX Stent ストレート	8	40,60	135
		9	40,60	
		10	40,60	
	PROTÉGÉ RX Stent テーパード	8~6*	30,40	
		10~7*	30,40	
テルモ	CASPER Rx Stent	6	30	143
		7	18,25,30	
		8	20,25,30,40	
		9	20,30	
		10	20,30	

*近位側ステント径－遠位側ステント径
**近位側推奨血管径－遠位側推奨血管径

適合ガイディングカテーテル内腔（inch）	適合ガイドワイヤー（inch）	推奨血管径（mm）	リシース可否
0.073	0.014	4～5	50%（2回まで）
		6～7	
0.086		8～9	
0.078	0.014	4～5	×
		5～6	
		6～7	
0.087		7～8	
		8～9	
0.078	0.014	6.5～7.5	×
		7.5～8.5	
		8.5～9.5	
		(6.5~7.5) / (4.5~5.5)**	
		(8.5~9.5) / (5.5~6.5)**	
0.074	0.014	4～5	50%
		5～6	
		6～7	
		7～8	
		8～9	

m）プロテクションデバイス

メーカー	CAS Protection	タイプ	規格	適合血管径 (mm)	ワイヤー径 (inch)
日本メドトロニック	Spider FX	Filter	4	3.1～4.0	0.014
		Filter	5	4.1～5.0	
		Filter	6	4.5～6.0	
日本ストライカー	FilterWire EZ	Filter	－	3.5～5.5	0.014

n）フローダイバーター（Flow diverter：FD）

メーカー	フローダイバーターステント	ステント径 (mm)	ステント長 (mm)（有効長）	適合マイクロカテーテル (inch)
日本メドトロニック	PIPELINE FLEX with Shield Technology	2.50	16,20	0.027
		2.75	16,20	
		3.00	16,18,20	
		3.25	16,18,20	
		3.50	16,18,20,25,30,35	
		3.75	16,18,20,25,30,35	
		4.00	16,18,20,25,30,35	
		4.25	16,18,20,25,30,35	
		4.50	16,18,20,25,30,35	
		4.75	16,18,20,25,30,35	
		5.00	16,18,20,25,30,35	
テルモ	FRED	3.5	7,11,16,24,36	0.027
		4.0	7,12,17,26,38	
		4.5	8,13,18,28,39	
		5.0	9,14,19,29	
		5.5	14,26	

ワイヤー有効長（cm）	Distal Tip（cm）	適合ガイディングカテーテル内腔（inch）	備考
190 / 320	公称値なし	0.066	デリバリーエンド：外径 3.2Fr リカバリーエンド：外径 4.2Fr
190 / 300	3	0.066	

不透過マーカー前・後	リシース可・否	備考
ステント全体	○：全長 90％まで 回数：2 回まで	サポートカテーテル：NAVIEN 併用マイクロカテーテル：Phenom27
4 個ずつ /2 本タンタルワイヤー	○：全長 50％まで 回数：3 回まで	サポートカテーテル：Sofia SELECT or Sofia SELECT EX 併用マイクロカテーテル：Headway27

メーカー	フローダイバーターステント	ステント径（mm）	ステント長（mm）（有効長）	適合マイクロカテーテル（inch）
日本ストライカー	Surpass Streamline	3.0	20,25	–
		4.0	20,25,30,40,50	
		5.0	25,30,40,50	

o）WEB

メーカー	WEB	ステント径（mm）	ステント高さ（mm）
テルモ	WEB【SL タイプ】	4	3
		5	3,4
		6	3,4,5
		7	3,4,5
		8	3,4,5,6
		9	4,5,6,7
		10	5,6,7,8
		11	6,7,8,9
	WEB【SLS タイプ】	4	2.6
		5	3.6
		6	4.6
		7	5.6
		8	6.6
		9	7.6
		10	8.6
		11	9.6

不透過マーカー前・後	リシース可・否	備考
ステント全体	○：マーカーまで 回数：3回	デリバリーカテーテル有効長：135cm サポートカテーテル：CAT5

適合マイクロカテーテル	リシース可・否	離脱方法
VIA マイクロカテーテル【VIA21】	○ 回数：2回まで	専用離脱コントローラー
VIA マイクロカテーテル【VIA27】		
VIA カテーテル【VIA33】		
VIA マイクロカテーテル【VIA21】		
VIA マイクロカテーテル【VIA27】		
VIA カテーテル【VIA33】		

メーカー	WEB 用カテーテル	マーカー	外径（先端）（Fr）
テルモ	VIA マイクロカテーテル【VIA21】	1	2.5
	VIA マイクロカテーテル【VIA27】	1	3.0
	VIA カテーテル【VIA33】	1	3.4

p）パルスライダー（Pulse rider）

メーカー	Pulse rider	形状	ステントアーチ幅（mm）	ステントインプラント長（mm）	最大標的ネック幅（mm）	標的親血管径（mm）
ジョンソン・エンド・ジョンソン	Pulse rider	T 字型	8.6	9.6	8	2.7 ~ 3.5
				11.1	8	3.5 ~ 4.5
			10.6	9.6	10	2.7 ~ 3.5
				11.1	10	3.5 ~ 4.5
		Y 字型	8.6	12.2	8	2.7 ~ 3.5
				13.7	8	3.5 ~ 4.5
			10.6	12.5	10	2.7 ~ 3.5
				14.0	10	3.5 ~ 4.5

外径（手元）（Fr）	内腔（inch）	有効長（cm）	先端形状
2.7	0.021	154	STR
3.2	0.027	154	STR
3.8	0.033	133	STR

適合マイクロカテーテル（inch）	不透過マーカー	リシース可・否	離脱方法
PROWLER SELECT Plus 0.021inch	【合計：8個】 アーム：左右2個ずつ（計4個） ボディ：左右1個ずつ（計2個） レッグ：左右1個ずつ（計2個）	○ 回数：4回まで	専用離脱コントローラー

用語索引

和　文

あ　お

か　き　け　こ

さ　し　す　せ　そ

た　ち　つ　て　と

な　の

は　ほ

よ

ら り

欧　文

A B C

D E F G H

I J L M N

P R S

器具索引

＊太字は商品名を示す.

和 文

あ い う え お

か く  

さ し す せ そ

た と

に

は  ふ へ

欧 文

B C  E F

サッと出し，パッと見て，すぐ使える！
脳血管内治療看護ポケットマニュアル
改訂第３版

ISBN978-4-7878-2460-8

2022 年 12 月 15 日　改訂第 3 版第 1 刷発行

2013 年 6 月 15 日　初版第 1 刷発行
2015 年 5 月 25 日　改訂第 2 版第 1 刷発行

編集者　片岡丈人
発行者　藤実彰一
発行所　株式会社 診断と治療社
〒 100-0014　東京都千代田区永田町 2-14-2
山王グランドビル 4 階
TEL：03-3580-2750（編集）　03-3580-2770（営業）
FAX：03-3580-2776
E-mail：hen@shindan.co.jp（編集）
eigyobu@shindan.co.jp（営業）
URL：http://www.shindan.co.jp/
表紙デザイン　株式会社 クリエイティブセンター広研
表紙イラスト　アサミナオ
本文イラスト　アサミナオ，小牧良次（イオジン）
印刷・製本　広研印刷 株式会社